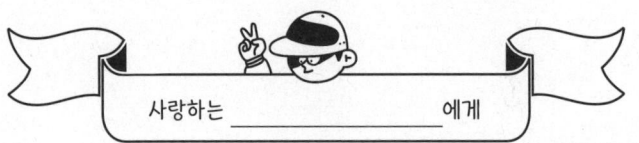

사랑하는 _____ 에게

소년들을 위한
내 마음 안내서

Growing Up Feeling Great! by Ken Stamper

Copyright ⓒ 2022 by Rockridge Press
All rights reserved.
First Published in English by Rockridge Press, an imprint of Callisto Media, Inc.

Korean translation copyright ⓒ 2023 Humanist Publishing Group Inc.
This Korean translation is published by arrangement with Callisto Media Inc. through Greenbook Literary Agency.

이 책의 한국어판 저작권과 판권은 그린북저작권에이전시 영미권을 통한 저작권자와의 독점 계약으로 ㈜휴머니스트출판그룹에 있습니다. 저작권법에 의해 한국 내에서 보호를 받는 저작물이므로 무단 전재와 무단 복제, 전송, 배포 등을 금합니다.

Growing Up Feeling Great!
by Ken stamper

소년들을 위한
내 마음 안내서

켄 스탬퍼·초등젠더교육연구회 아웃박스 지음

김정은 옮김

나의 멋진 아내 니콜과 곧 태어날 딸에게
이 책을 바칩니다.

> 너에게 보내는 편지

 어서 와. 그리고 축하해! 너는 성장하고 있어. 그건 보잘것없는 결실이 아니야. 나는 캘리포니아에서 심리 치료사로 일하고 있는 켄 스탬퍼라고 해. 수년 동안 너와 같은 소년들과 함께 일했어. 무엇보다 중요한 건 나도 한때 사춘기를 겪은 어린 소년이었다는 점이지. 네 또래 소년들처럼 나도 몇 가지 큰 변화를 겪어야 했어. 너의 몸은 변화하고 있어. 흥미진진하면서도 조금 걱정되기도 하지! 네가 맺는 관계들도 달라지고 있어. 관심사 역시 시시때때로 변하고 있을 테지.
 좋은 소식은, 네가 정말 대단하다는 거야! 소년들은 아름답고 강해. 이 말은 언제나 진실이었고 지금도 마찬가지야. 그리고 나는 너에게 일어나고 있는 모든 어려운 변화를 이해하고 헤쳐나갈 수 있도록 도울 거야. 너를 성장시키고 너 자신에게 집중하면서도 다른 사람들과 더불어 살아가는 방법을 알려줄게. 이 과정이 늘 쉽지만은 않을 거야. 성장한다는 건 언제나 편안하지는 않거든. 하지만 책을 다 읽고 나면, 자신감 있고 건강한 소년이 되는 데 이 기술들을 써먹을 수 있을 거야.

> 차례

너에게 보내는 편지 • 5

1장 나의 감정이 변하고 있어! 8
감정이란 무엇일까? • 11
감정이 나아지려면 • 23

2장 변화하는 나의 마음 32
내면의 목소리 • 35
자의식에서 자신감으로 • 41
창피함에서 편안함으로 • 44
불안에서 평온으로 • 46
분노에서 평화로 • 48
슬픔에서 희망으로 • 51
질투에서 감사로 • 54

3장 달라지는 관계들 62
나의 친구들 • 65
나의 가족 • 74
멘토와 롤 모델 • 80

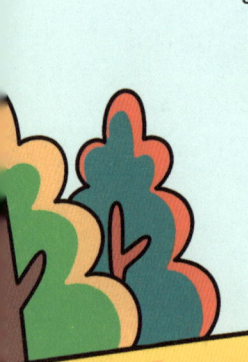

4장 나를 마주하고 탐구하기 84

멋진 소년, 멋진 남자? · 87
평등한 우정을 가꿔봐 · 92
'진짜' 멋진 온라인 세상으로 · 98
내 안의 혐오에 맞서기 · 107
서로를 돌보는 관계로 · 114

5장 '새로운 나'로 살기 120

새로운 나에 대해 알아보기 · 123
목표 설정하기 · 129
롤 모델 되기 · 132
멋진 사람 되기 · 134

결론과 축하의 말 · 137
감사의 말 · 138
저자에 대하여 · 139

부록

너만을 위한 연락처 · 142
더 찾아볼 만한 자료 · 145
용어 해설 · 152
참고 자료 · 155
찾아보기 · 157

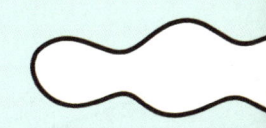
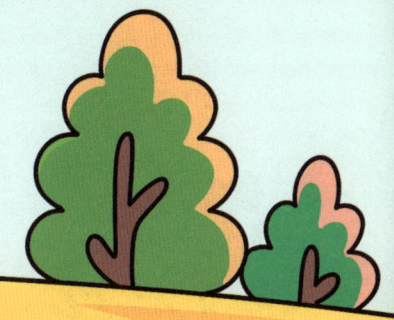

1장 나의 감정이 변하고 있어!

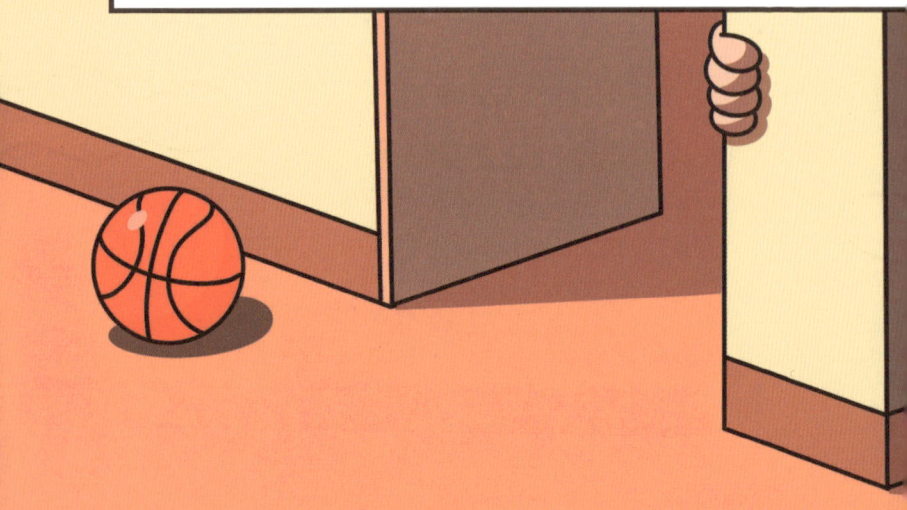

몸이 성장하고 변화하면서 감정 또한 변하는 건 아주 자연스러운 일이야. 대단하지 않니? 하지만 조금 혼란스럽기도 할 거야. 네가 기억해야 할 한 가지는 네 감정이 괜찮다는 사실이야. 잘못된 감정은 없어. 어떤 감정은 힘들 수도 있지만 틀린 건 아니야. 너는 너야. 너는 놀랍고 특별해. 네가 어떻게 느끼든 그대로 받아들이면 돼. 때때로 너의 감정과 친구들의 감정이 다르다는 걸 알게 될 거야. 그래도 괜찮아.

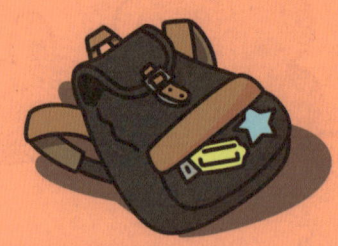

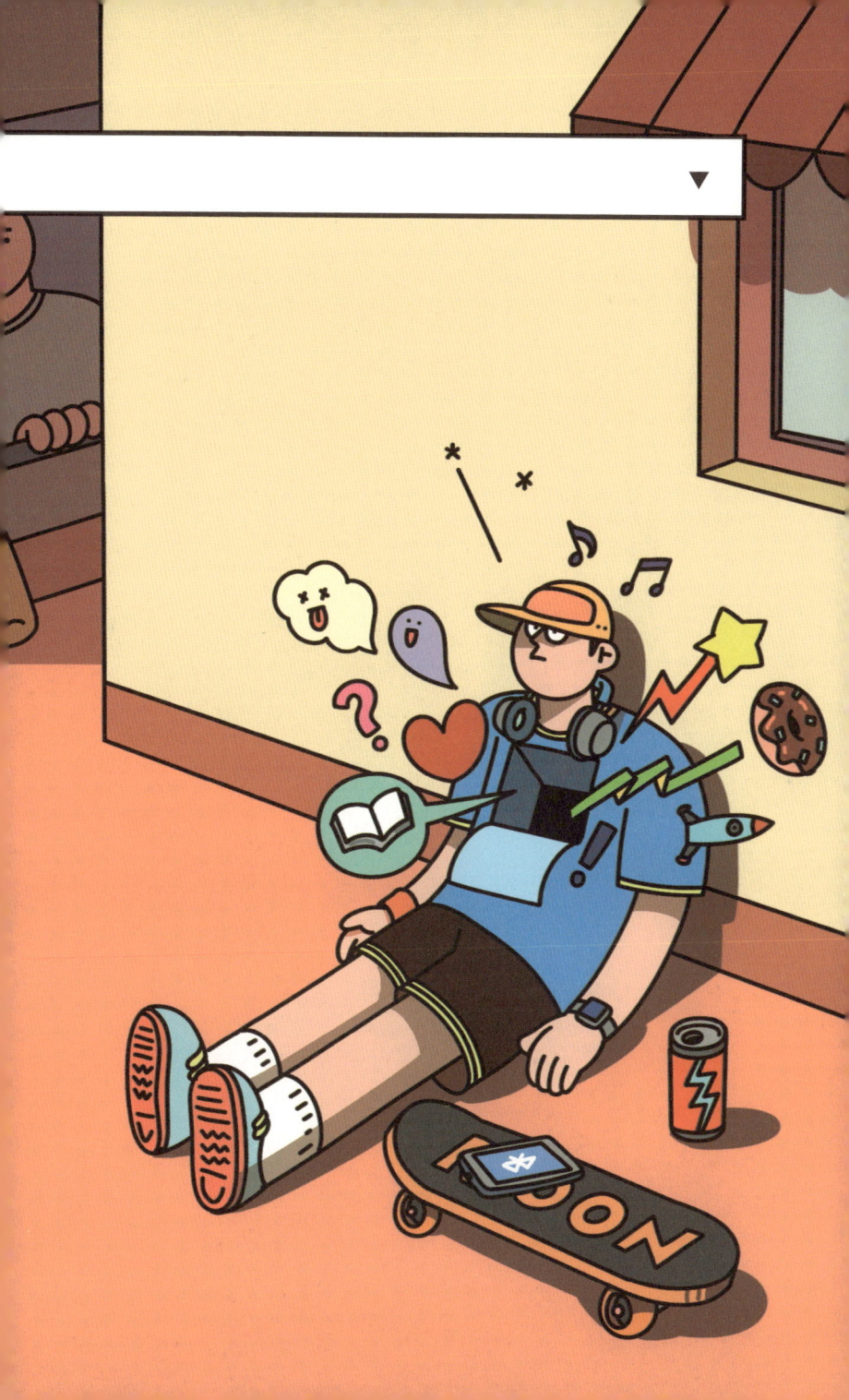

감정이란 무엇일까?

감정에 대해 이야기해 보자. 여섯 가지 주요 감정을 '1차 감정'이라고 해. 1차 감정에는 행복, 분노, 슬픔, 혐오, 공포, 놀람이 있어. 이 감정들은 어떤 일이 발생할 때 즉각적인 반응으로 나타나. 모든 사람이 1차 감정을 경험해. 네가 누구인지, 어디에서 왔는지는 중요하지 않아. 너의 성별도 중요하지 않아. 네가 몇 살인지도 마찬가지야.

다시 말하지만 '틀린' 감정 같은 건 없어. 아무도 네가 느끼는 감정에 이의를 제기할 수 없어. 감정을 느끼고 표현하는 건 잘못된 게 아니야. 슬픔, 분노, 좌절, 걱정과 같은 이른바 '부정적인' 감정이라도 직접 느끼고 표현해 보는 게 중요해. 너는 이러한 감정을 느끼는 것이 왜 중요한지 궁금할 테지. 우리는 왜 달갑지 않은 감정을 억누르거나 모른 척하면 안 되는 걸까? 그건 감정이 보편적이기 때문이야. 우리 모두는 살면서 한 번 이상 이러한 감정을 경험하게 된다는 말이지. 그러니까 너의 감정을 받아들이고 느껴봐야 해.

그럼 몇 가지 감정을 같이 살펴보면서, 그걸 어떻게 받아들여야 할지 이야기해 보자.

네가 꾸려나가는 거야

너는 네 감정의 책임자야. 항상 그렇게 느껴지진 않겠지만 말이야. 아마도 너는 요즘 네 감정이 점점 더 강해지고 요동치는 걸 알아차렸을 거야. 혼란스러울 수도, 조금 이상하게 느껴질 수도 있어. 사춘기가 우리의 감정을 어떻게 변화시키는지 살펴보자.

- 네가 더 민감하게 느낀다는 걸 깨달을 거야. 어쩌면 너는 몸의 변화와 더불어 네 외모를 더욱 의식하게 될 거야. 친구나 형, 누나의 놀림을 받을 때처럼, 전에는 별로 괴롭지 않았던 일이 지금은 무척 괴로울 수도 있어. 그건 아주 자연스러운 일이야. 네 몸 안에서 많은 일이 일어나고 있으니까. 이것에 대해선 나중에 더 자세히 이야기해 보자.
- 관심을 두지 않았던 일들에 대해 고민해 보게 될 거야. 어른이 되고, 직업을 갖고, 부모가 되는 것처럼 예전에는 많이 생

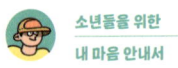

각해 보지 않았던 일들 말이야.
- 너의 정체성에 대해 더 많이 고민하게 될 거야. 스스로가 어떤 사람인지 궁금해하는 건 자연스러운 일이야. 너와 다른 사람들의 차이점을 발견하게 되겠지. 너의 개성과 매력을 보여줄 색다른 시도를 해보는 것도 멋진 일이겠지!

뇌의 확장

뇌에서 우리의 감정을 통제하는 부분을 살펴보자. 뇌의 네 가지 부분이 감정에 영향을 미쳐. 바로 편도체, 해마, 시상, 시상하부야. 이 네 가지를 합쳐 변연계라고도 해. 이름이 좀 낯설지? 부담 갖지는 마. 모든 것이 어떻게 작동하는지 알면 감정을 더 잘 조절할 수 있고, 너의 몸도 부드럽게 달리는 스포츠카처럼 잘 작동하게 될 거야.

편도체

뇌의 이 부분은 도마뱀의 뇌라고도 불러. 수백만 년 동안 동물 뇌의 일부였으니까. 심지어 공룡에게도 편도체가 있었어! 편도체는 우리의 감정, 그중에서도 특히 두려움을 관리해. '공포 경보'는 안전을 담당하는 중요한 부분이야. 심장박동이 빨라지거나 손에 땀이 난 적이 있니? 편도체가 몸의 반응을 통해 네가 안전하지 않은 상태라고 알려주는 거야. 위험한 상황에 맞서거나

('투쟁'), 도망치거나('도피'), 움직이지 말라는('경직') 신호를 보내는 거지.

시상하부

이 부분은 우리의 수면 욕구를 관리해. 충분한 휴식을 취하지 못하면 기분도 좋지 않고 쉽게 짜증을 부리게 될 거야. 그러면 잠을 충분히 자는 게 얼마나 중요한지 알게 되고, 다음 날 밤에는 일찍 잠자리에 들겠지? 또 시상하부는 배고프거나 목이 마를 때, 너무 덥거나 추울 때를 알아챌 수 있도록 도와줘.

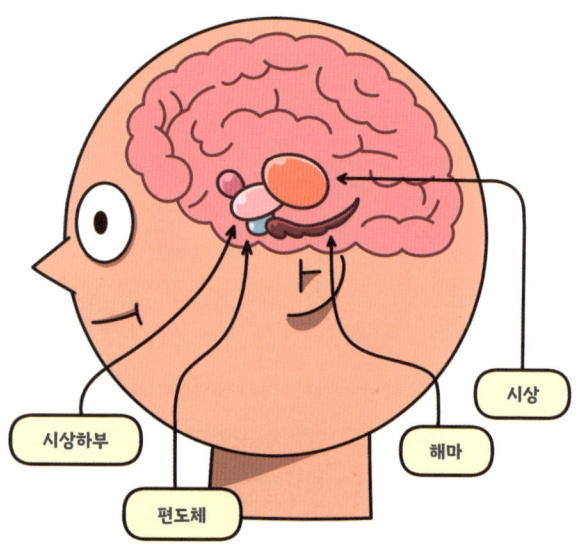

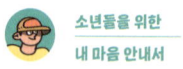

해마

뇌 속의 해마는 바다 동물 해마와 아무 관련이 없어. 우리가 무언가를 배우고 기억할 수 있도록 돕는 기관이지. 할머니 집이나 유치원에서 있었던 일 같은 과거의 기억을 떠올리며 조금 슬프다고 느낀 적이 있니? 그건 해마가 제 역할을 하고 있다는 뜻이야.

시상

시상은 뇌의 여러 영역에 정보를 전달하는 역할을 해. 우리가 느끼고 있는 것을 이해하고 해석하도록 도와주지.

호르몬 증가

파도가 해변으로 몰려오기 위해 힘을 모으는 것처럼, 사춘기에는 몸의 호르몬이 힘을 키우고 있어. 호르몬은 너의 감정에 큰 영향을 미쳐. 간단히 말해서 호르몬은 화학물질이야. 뇌에서 생성되어 몸 전체로 전달되지. 호르몬은 네가 어떤 행동을 하도록 이끌어. 겁이 나서 어디론가 달아나고 싶을 때나, 공포 영화를 보다가 무서워서 어른에게 안기고 싶을 때를 생각해 봐.

그럼 지금부터 호르몬에 대해 자세히 알아보자.

옥시토신

이 호르몬은 '사랑 호르몬'이라고 불려. 우리가 사랑하는 사람들과 함께할 때 안정감을 느끼고 안심할 수 있도록 도와주거든. 친밀한 사이끼리 포옹할 때 뇌는 옥시토신을 우리 몸으로 내보내. 우리가 사랑받는 걸 좋아하는 이유야. 재미있는 사실 하나 알려줄까? 믿음직한 사람이 개를 쓰다듬으면 개의 뇌에서도 옥시토신이 나온대!

세로토닌과 도파민

이 두 가지 호르몬은 '행복 호르몬'으로 알려져 있어. 세로토닌은 운동을 할 때 분비돼. 운동경기를 하거나 심장이 빨리 뛸 때까지 달리면, 뇌는 세로토닌을 내보내게 돼. 운동을 하면 기분이 좋아지는 이유야. 도파민은 어떤 일을 잘 해냈을 때 칭찬이나 보상을 받은 느낌을 줘. 시험에서 좋은 점수를 받고 자부심을 느낀다면 그건 도파민 덕분이야.

멜라토닌

멜라토닌은 우리가 잠자고 일어나는 주기를 관리하는 호르몬이야. 밖이 어두워지면 우리 몸은 자연스럽게 멜라토닌을 더 많이 생성해. 그러니 적어도 잠들기 한 시간 전부터는 전자기기를 쓰지 않는 게 우리 몸에 좋아. 예를 들어, 스마트폰 화면의 빛은 멜라토닌이 만들어지는 걸 방해해서 깊은 잠에 빠지기 어렵게 만들거든. 잠을 잘 자지 못하면 건강 상태가 안 좋아질 수 있어!

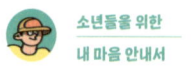

아드레날린과 코르티솔

서로 연관된 이 두 호르몬은 우리 몸을 보호해. 아드레날린은 우리가 두려움을 느낄 때 뿜어져 나와서 우리 몸이 '투쟁, 도피, 경직' 반응을 하도록 이끌어. '스트레스 호르몬'으로 알려진 코르티솔은 적은 양으로 우리 몸에 항상 존재해. 숙제를 꼭 끝내야 한다는 사실이나 낮은 성적을 받을 위험을 상기시키는 데 코르티솔이 도움이 돼. 아드레날린과 코르티솔은 우리가 안전하다고 느끼도록 돕고 위험한 상황에서 우리를 지켜줘. 만약 우리가 안전한 상황인데도 위험에 처했다고 착각한다면 두 호르몬에 뭔가 문제가 있는 거야.

다음 장에서는 어려운 감정을 관리하는 방법에 대해 이야기를 나눠보자.

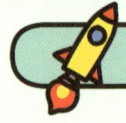 **난 이런 감정을 느꼈어!**

앞에서 배운 내용을 연습해 보자. 지난 며칠 동안 네가 느낀 감정을 나타내는 단어에 동그라미 표시를 해봐. 연습이니까 완벽하게 하지 않아도 괜찮아.

창피한
화난 신이 난
혼란스러운 외로운
슬픈 행복한
지루한 무서운 자신이 없는
자신 있는 죄책감이 드는
짜증난 사랑하는 혐오스러운
희망적인 거절당한 질투하는
실망한 충격 받은 기쁜
용기 있는 불안한
예민한

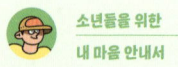

 **나는 내 감정을 얼마나 잘 이해하고 있을까?**

지금까지 배운 내용을 네 삶에 적용할 준비가 되었니? 시험이 아니니까 긴장하진 마. 너 자신을 더 많이 알아가기 위한 연습일 뿐이야. 그리고 완벽하지 않아도 괜찮다는 걸 기억해!

각 문항에 대한 대답에 동그라미 표시를 해 봐. 그러고 나서 총 몇 점인지 계산해 봐.

1. 슬픔, 분노 같은 불편한 감정을 느낄 때, 나는 그 감정이 일시적이며 내가 느끼는 방식대로 받아들여도 괜찮다고 나를 다독인다.
    ㄱ. 자주 그렇다
    ㄴ. 가끔 그렇다
    ㄷ. 전혀 그렇지 않다

2. 내 감정을 이해하는 데 도움이 필요할 때, 나는 믿을 수 있는 어른에게 도움을 청한다.
    ㄱ. 자주 그렇다
    ㄴ. 가끔 그렇다
    ㄷ. 전혀 그렇지 않다

3. 힘든 일을 겪은 날에도 나는 다른 사람의 이야기를 잘 들어주려고 노력한다.
   ㄱ. 자주 그렇다
   ㄴ. 가끔 그렇다
   ㄷ. 전혀 그렇지 않다

4. 불편한 감정을 느낄 때, 나는 배가 고프거나 목이 마른 건 아닌지, 혹은 피곤한지 확인한다.
   ㄱ. 자주 그렇다
   ㄴ. 가끔 그렇다
   ㄷ. 전혀 그렇지 않다

5. 나는 울적한 날에도 다른 사람을 도우려고 노력한다.
   ㄱ. 자주 그렇다
   ㄴ. 가끔 그렇다
   ㄷ. 전혀 그렇지 않다

6. 나는 내가 책임져야 하는 일에 대해 다른 사람을 탓하지 않는다.
   ㄱ. 자주 그렇다
   ㄴ. 가끔 그렇다
   ㄷ. 전혀 그렇지 않다

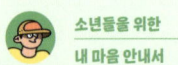

ㄱ은 3점, ㄴ은 2점, ㄷ은 1점을 매겨서 총 점수를 계산해 봐. 네 점수가 11점이나 12점이라면, 너는 네 감정을 잘 이해하고 있는 거야. 이 책을 계속 읽으면 더 잘 이해하게 될 거야!

★ 자신을 표현해 봐 ★

요동치는 감정을 느낄 때, 친구나 믿을 수 있는 어른에게 그 감정을 표현하는 게 중요해.(믿을 수 있는 어른에 대해서는 잠시 후에 더 이야기하자.) 게임에서 높은 기록을 달성했을 때 네가 얼마나 뿌듯했는지 알리고 싶을 수도 있어. 생일 파티에 초대받지 못해서 속상할 수도 있고. 어쩌면 너는 학기 초에 키가 작았던 친구가 지금 너보다 더 커서 혼란스러울 수 있어. 네가 어떻게 느끼든 네 감정을 표현하는 건 중요해. 그래야 다른 사람들이 너를 지지해 줄 수 있어.

소년들을 위한
내 마음 안내서

감정이 나아지려면

우리의 몸과 마음은 놀라워. 조금만 연습하면 네 감정을 스스로 조절하는 법을 배울 수 있어. 자기조절이란 앞에서 우리가 이야기한 '부정적인' 감정과 같은 어려운 감정을 만났을 때 맞서 싸우거나 외면하는 대신, 그 감정을 다루는 방법을 배울 수 있다는 뜻이야.(틀린 감정은 없다는 걸 기억해!)

네가 네 감정의 주인이 되는 데 참고할 만한 몇 가지 방법을 알려줄게.

심호흡을 해봐

평소 우리는 숨쉬는 행위에 크게 신경쓰지 않아. 하지만 두려움과 분노, 불안 같은 감정이 격해지면 숨쉬기 버겁고 가슴이 답

답할 수 있어. 심호흡은 마음을 진정시키는 데 도움이 돼. 심호흡을 하는 방법은 다음과 같아.

1. 두 발을 바닥에 둔 채로 의자에 편안하게 앉는다.
2. 4초간 천천히 숨을 들이마신다.
3. 마음속으로 1~4까지 세면서 숨을 참는다.
4. 4초간 입으로 천천히 숨을 내쉰다.
5. 마음이 진정될 때까지 위 단계를 반복한다.

근육을 이완해 봐

우리가 불안한 상태일 때 근육이 긴장할 수 있어. 몸의 긴장을 푸는 유용한 기술을 활용해 보자.

1. 숨을 들이마시며 5~10초 동안 힘을 주어 하나의 근육을 수축한다.(예를 들어, 양손으로 주먹을 쥔다.)
2. 숨을 내쉬며 재빠르게 그 근육을 이완한다. 긴장을 푸는 동안 스트레스를 주는 감정이 몸에서 빠져나간다고 상상한다.
3. 10~20초간 휴식을 취한 다음, 숨을 들이마시며 5~10초간 다른 근육을 수축한다.(예를 들어, 허벅지에 힘을 준다.)
4. 숨을 내쉬며 재빠르게 그 근육의 긴장을 풀어준다.
5. 위 단계를 점차 몸 전체에 적용한다.

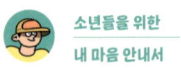

마음챙김을 연습해 봐

마음챙김은 네가 어디에 있든 내면의 고요한 장소를 찾는 데 도움이 돼. 다음과 같이 마음챙김의 단계를 따라해 보자.

1. 가능한 한 가장 조용한 공간을 찾는다. 내 방이 될 수도 있고, 자연 속 특별한 장소가 될 수도 있다.
2. 몸이 편안하게 느껴지는 방법을 찾는다. 앉아도 되고 눕거나 걸어도 상관없다.
3. 나 자신에게 집중한다.

만약 네가 자연 속에 있다면 듣고, 보고, 냄새를 맡고, 만지는 등 너만의 감각에 집중하면 돼. 가만히 앉아서, 또는 천천히 걸으면서 시간을 보내는 거야. 생각에 전념하기보다 감각을 통해 경험하는 것에 집중해야 해. 예를 들어, "새가 지저귀는 소리가 들려. 얼굴에 바람이 스치는 걸 느껴."처럼 말이지.

만약 네가 집에 있다면, 앞에서 설명한 심호흡에 몰두하면 돼. 혹은 다른 마음챙김 연습을 시도해 봐도 돼. 몇 가지 요가 동작이나 간단한 스트레칭을 해도 되고, 바로 앉은 자세로 차분히 호흡하면서 만트라라고 하는 짧은 음절을 반복할 수도 있어. 이를테면 "나는 충분히 잘하고 있고, 앞으로도 괜찮을 것이다."라는 구절이 너의 만트라가 될 수 있어.

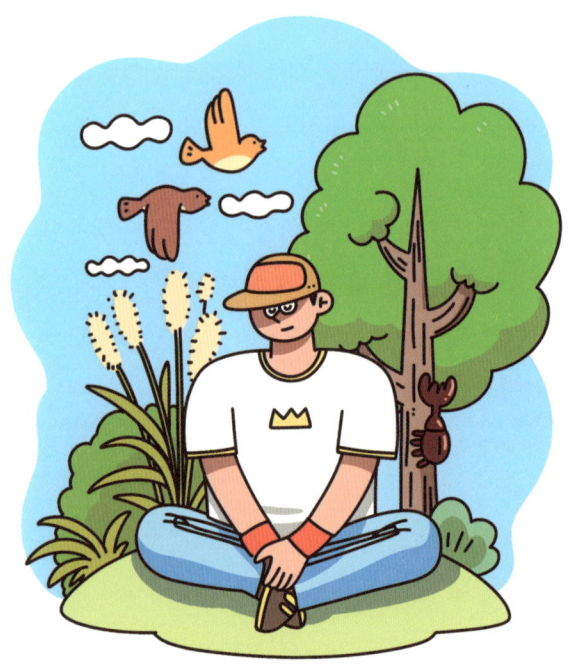

규칙적으로 운동해 봐

몸을 움직이고 심장을 더 빨리 뛰게 하는 거라면 그게 무엇이든 네 몸에 행복 호르몬을 흐르게 할 거야. 달리기, 자전거 타기, 수영하기 등 네가 좋아하는 운동을 하거나 네가 좋아하는 노래에 맞춰 춤을 추는 것 등이 될 수 있어. 친구와 함께 또는 혼자서 신체 활동을 해봐. 그게 무엇이든 네 기분이 좋아지는 활동을 해보는 거야!

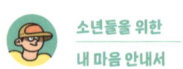

잠을 충분히 자봐

밤에 잠을 잘 못 자서 학교에서 짜증이 난 적이 있니? 휴식을 충분히 취하지 않으면, 분노나 짜증과 같은 감정을 조절하기 어려워져. 힘든 하루를 보낸 후 우리 몸을 다시 원래의 건강한 상태로 되돌리려면 충분한 잠이 필요해. 만약 아침에 일어났을 때 개운하지 않다면, 더 오래 잘 필요가 있어.

그럼 지금부터 잘 자는 방법을 알려줄게.

- 잠자리에 들기 한 시간 전에는 전자기기의 전원을 끈다. 전자기기 화면의 빛은 우리가 잠을 자는 동안 분비되는 호르몬인 멜라토닌의 생성을 방해한다.
- 매일 밤 같은 시간에 잠자리에 든다. 규칙적인 일상은 우리 몸에 잠잘 때가 되었음을 알려준다.
- 자기 직전에는 간식을 먹지 않는다.
- 마음챙김 방법을 활용하여 몸을 이완한다.
- 잔잔한 음악을 듣거나 책을 읽는다.

자기돌봄을 실천해 봐

자기돌봄이란 자기 자신을 보살피는 걸 말해. 자기돌봄의 첫 번째 규칙은 자기를 돌보는 일이 이기적인 게 아니라는 걸 아는 거야. 때때로 너는 자신을 돌보는 데 도움이 되는 활동을 해야 해.

네 몸에 좋다고 느껴지는 건 뭐든지 자기돌봄이 될 수 있어. 운동을 하고, 밤에 충분히 휴식을 취하고, 따뜻한 물로 목욕을 하는 것처럼 말이야. 편안한 의자에 앉아 책을 읽는 것, 맛있고 건강한 간식을 먹는 것도 널 보살피는 일이야.

자기돌봄은 집안일이나 숙제처럼 그걸 할 때는 재미가 없지만 다 하고 나면 기분이 좋아지는 일이기도 해. 일기 쓰기, 예술 작품 만들기, 취미 활동과 같이 창의적인 일도 자기돌봄이 될 수 있어. 소셜 미디어로 여유를 즐기거나 사랑하는 사람들과 시간을 보내는 것도 자신을 돌보는 하나의 방법이지. 자기돌봄을 통해 너 자신을 지지할 수 있는 방법에는 여러 가지가 있어.

긍정적인 보디랭귀지 사용하기

보디랭귀지란 우리가 느끼는 감정을 몸으로 표현하는 거야. 슬프거나 실망할 때 어깨가 축 늘어지는 걸 느껴본 적 있니? 무언가 자랑스러울 때 머리를 높이 들고 가슴을 활짝 편 채로 서있었던 적은? 네가 널 느끼는 방식에 보디랭귀지가 어떤 영향을 미치는지 알게 되면 아마 놀랄 거야. 어떤 때에 어떤 보디랭귀지를 사용하는지 아는 건 좋은 일이야. 네가 그걸 바꿀 수도 있다는 거니까.

큰 거울 앞에 서서 보디랭귀지를 조절하는 연습을 해봐. 슬프거나, 화가 나거나, 겁이 날 때 네가 어떻게 느끼는지 상상해 봐.

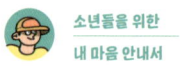

네 몸이 네 감정을 따라가도록 만드는 거야. 거울 속의 네가 어때 보이니? 이제 너의 보디랭귀지를 바꿔서 좀 더 긍정적인 감정을 보여주기 위해 노력해 봐. 어떤 느낌이 드니? 아마 넌 달라진 모습에 놀라게 될 거야!

대화로 해결하기

격한 감정에 휩싸여서 어찌할 바를 모를 때 누군가에게 네 감정을 털어놓으면 도움을 받을 수 있어. 네가 어떻게 느끼는지 다른 사람과 공유하면 네 기분에 엄청난 영향을 미칠 거야. 다른 사람과 대화를 나누면 때로는 상대방과 다른 관점을 갖게 될 수도 있고, 때로는 네 감정이 정리돼서 기분이 좋아질 수도 있어. 용기를 내어 친구, 형제자매, 부모님 혹은 믿을 수 있는 어른과 함께 네가 어떻게 느끼는지 대화를 나누어야 해.(재미있는 사실 하나를 알려주자면, 용기를 뜻하는 영어 'courage'는 심장을 뜻하는 라틴어 'cor'에서 유래했어.)

★ 누가 '믿을 수 있는 어른'일까? ★

친구나 형제자매에게 이야기를 하는 것도 좋지만, 믿을 수 있는 어른과 대화하는 건 또 다른 멋진 방법이 될 거야. 네게 일어나고 있는 모든 경험을 이미 겪어본 사람의 관점을 얻을 수 있으니까. 어떤 사람이 믿을 수 있는 어른일까? 너에게 문제가 생겼을 때 네 말을 들어주는 사람, 너를 안심시키는 말과 행동을 하는 사람, 너의 사적인 영역을 존중하는 사람이야. 낯선 사람이 아니라면 누구나 믿을 수 있는 어른이 될 수 있어. 부모님이나 형, 누나일 수도 있고, 학교 선생님이나 의사 선생님일 수도 있지. 믿을 수 있는 어른이란 무엇보다도 신체적으로나 감정적으로나 너를 존중하고 네 감정을 지지하는 사람이야.

만약 네가 어떤 어른에게 직감적으로 미심쩍은 감정을 느낀다면, 그 사람은 네가 비밀을 털어놓기에 안전한 사람이 아닐 수 있어. 네 감정에 주의를 기울여야 해.

소년들을 위한
내 마음 안내서

나는 나를 돌볼 수 있어!

지금까지 감정을 다루는 몇 가지 방법을 배웠어. 이제 연습할 준비가 되었니? 각 상황에서 네 감정을 나아지게 할 방법을 찾아봐. 정해진 답은 없어!

운동 경기에서 잘하지 못할까 봐 두렵다.	충분히 자기
시험을 앞두고 불안하다.	대화로 해결하기
방과 후에 게임을 못 하게 되면 화가 난다.	긍정적인 보디랭귀지 사용하기
학교에서 기분이 안 좋고 짜증이 난다.	마음챙김 연습하기
잠에서 깰 때 약간 우울하고 기운이 없다.	자기돌봄 실천하기
뉴스를 보고 나서 마음이 조금 무겁다.	심호흡하기
운동장에서 발을 헛디뎌서 창피하다.	규칙적으로 운동하기

2장 변화하는 나의 마음

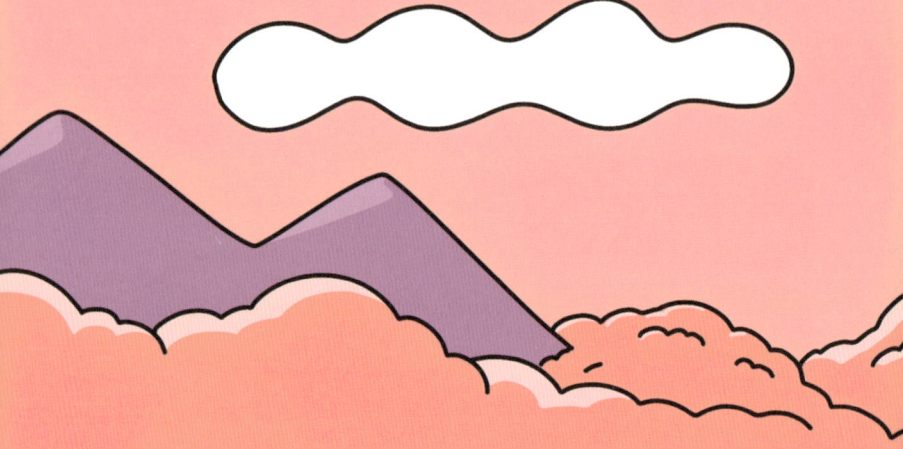

너는 자라고 있어. 그에 맞춰 너의 머릿속도 제법 성장하고 있지. 그래, 맞아. 너의 뇌는 너의 몸과 함께 달려나가고 있어. 네 마음이 자라면서 너는 몇 가지 주요한 변화를 경험할 거야. 흥미진진할 수도 있고 약간 두려울 수도 있어. 새로운 능력과 몰랐던 재능을 많이 발견하게 되겠지. 그리고 전에 없던 몇 가지 시도도 할 테고. 예전에 재미있던 것들이 더는 흥미롭지 않다는 걸 알아차리기도 할 거야. 전부 성장의 과정에서 겪게 되는 일들이야. 뇌가 자라면서 감정 역시 자라는데, 그중 일부는 관리하기 어려울 수 있어. 하지만 너는 이미 네 감정의 주인이 되기 위한 몇 가지 방법을 배웠어.

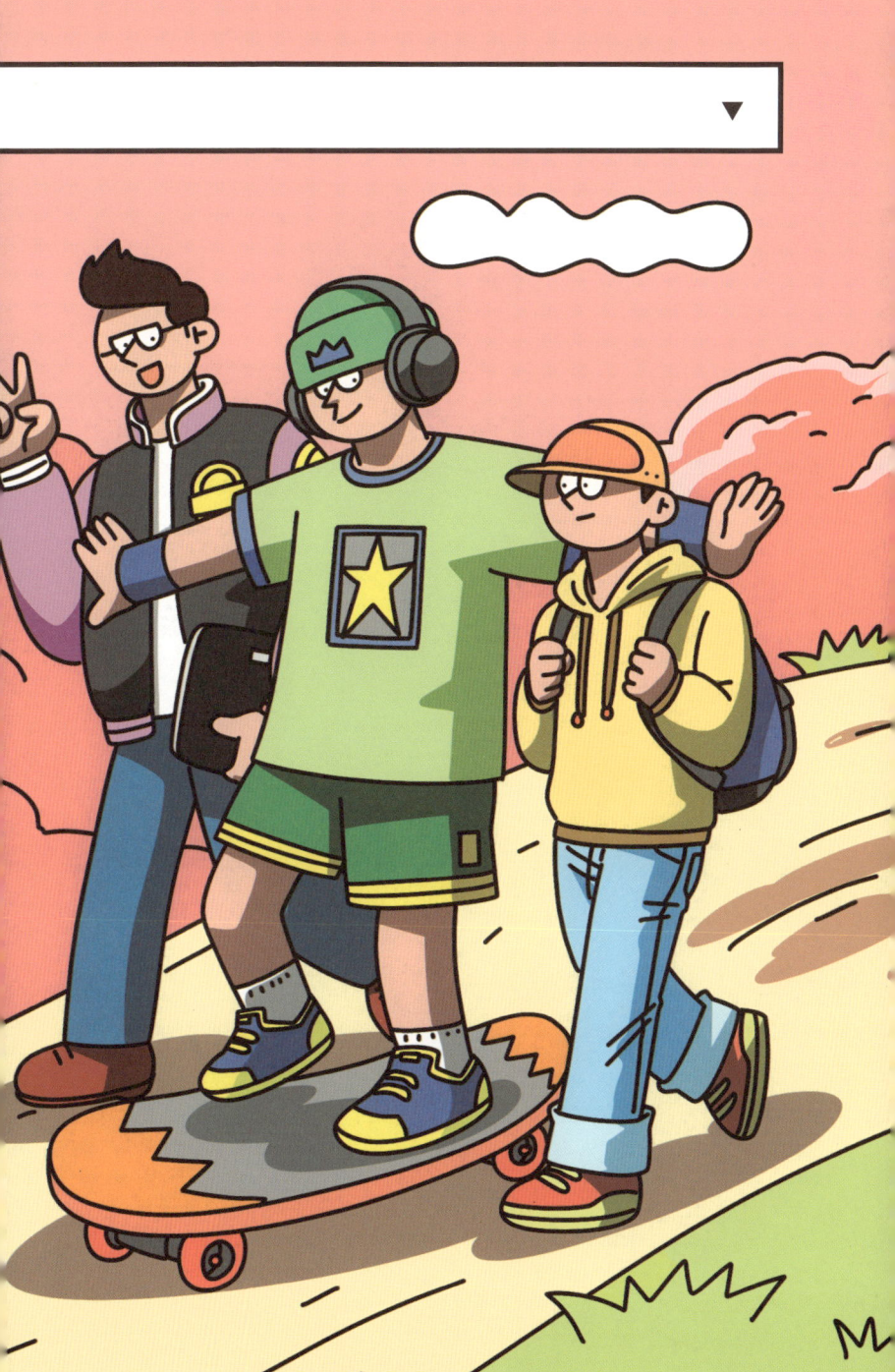

내면의 목소리

잠시 상상해 봐. 네가 각기 다른 여러 부분으로 구성되어 있고, 각 부분은 제 역할이 있다고 말이야. 마치 훌륭한 오케스트라처럼 이 모든 부분이 각자의 역할을 다하고 함께 어우러져서 너라는 멋진 사람이 되는 거야.

대부분의 시간 동안 네 몸과 마음은 조화롭게 일을 해. 그럼 너의 내면의 목소리는 차분하고 긍정적인 상태가 되지. 내면의 목소리란 머릿속으로 너 자신에게 말하는 방식을 이야기해. 그러나 때때로 균형이 깨지고 각 부분들이 제대로 일을 하지 못하기도 하지. 시험 성적이 네가 바라던 만큼 나오지 않았거나, 친구가 네 기분을 상하게 하는 말을 했을 때처럼. 그러면 평온했던 마음이 흐트러지고, 두렵고 슬프거나 화가 날 수 있어. 너의 반

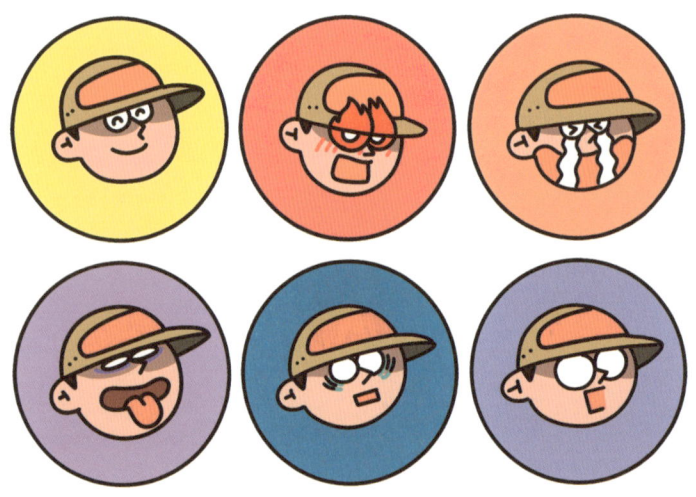

응은 자연스러운 거야. 심지어 때로는 꼭 필요하기도 하지. 잘못된 감정이란 건 없어. 하지만 이러한 감정들이 너의 전부는 아니라는 걸 알아야 해. 너는 네가 느끼는 그 어떤 감정보다도 크고 중요한 존재야. 무엇보다도 너에겐 네가 느끼는 방식을 바꿀 수 있는 힘이 있어. 감정을 조절하는 게 너무 어렵게 느껴질 수도 있지만 말이야. 너는 어떻게 네 감정을 바꿀 수 있을까? 지금부터 같이 알아보자.

　우리의 생각과 감정, 몸의 감각과 행동은 모두 연결되어 있어. 네가 친구 집에서 자고 오는 걸 부모님이 허락해 주지 않는다면, 가장 먼저 "그건 불공평해!"라고 생각할 수 있어. 곧이어 화

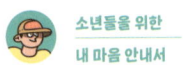

가 나거나 실망스럽겠지. 그다음엔 가슴에서 타는 듯한 감각을 느낄 수 있고('몸의 감각'), 두 주먹을 쥘 수도 있어('행동'). 이렇게 생각에서 출발한 감정, 감각이 행동으로 이어지는 반응은 예컨대 네가 불안할 때 배가 아픈 이유를 설명해 주기도 해. 네 감정은 몸의 감각을 끄집어 내. 네 기분이 좋아지도록 만들기도 하지. 좋아하는 누군가를 떠올릴 때나 친구들과 밖에서 놀 때처럼 말이야.(운동을 하면 행복 호르몬 중 하나인 세로토닌이 분비된다는 걸 기억해.)

너의 생각과 감정, 몸의 감각과 행동은 너의 내면의 목소리에 영향을 미쳐. 내면의 목소리는 긍정적(자신에게 친절한 말을 할 때)일 수도 있고 부정적(자신에게 불친절한 말을 할 때)일 수도 있어. 네가 가장 건강한 상태가 되려면 내면의 목소리를 어떻게 활용해야 할까?

1. 부정적인 생각이 들 때를 알아차린다.
2. 부정적인 생각을 긍적적인 생각으로 바꾸려는 시도를 한다.
3. 이 과정이 끝나면 어떤 기분인지 인지한다.

예를 들어, 친구가 칭찬을 받아서 네가 질투를 느꼈다고 치자. 너는 "그게 나였으면 좋겠어."라고 생각하면서 그 친구에게 치사한 행동을 하고 싶은 충동을 느낄 수 있어. 하지만 너는 친구에게

"네가 잘해서 기뻐. 넌 정말 열심히 했잖아. 난 네가 인정받아서 행복해."라고 이야기하면서 너 자신의 질투에 도전할 수도 있어. 처음에는 생각을 바꾸려는 시도가 어려울 수 있지만, 점차 쉬워질 거야.

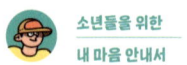

긍정적인 자기대화를 시도해 봐!

때때로 부정적인 내면 목소리와 긍정적인 내면 목소리가 어떻게 다른지 이해하기 어려울 수 있어. 다음 문장을 읽고, 긍정적인 자기대화에는 동그라미 표시를 하고 부정적인 자기대화에는 밑줄을 그어봐.

- 수학 시험에서 나쁜 점수를 받았다고 해서 내가 멍청한 건 아니야.

- 기타를 쳐 봤는데 어려웠어. 난 음악가가 될 소질이 없나 봐. 다른 걸 해봐야겠어.

- 난 좋은 친구이자 친구의 말을 잘 들어주는 사람이야. 친구가 힘든 시간을 보내고 있다면 내가 지지하고 도와줄 수 있어.

- 부모님이 말다툼을 하는 건 다 나 때문이야.

- 내가 열심히 노력하면 두려운 마음이 들더라도 새로운 친구들을 사귈 수 있을 거야.

- 내가 친구의 집에서 함께 잠을 자지 않았기 때문에, 친구는 아마 나를 어린 애라고 생각할 거야.

이제 네 차례야. 너에게 의미 있는 긍정적인 자기대화 두세 가지를 생각해 보고 한번 써보는 거야.

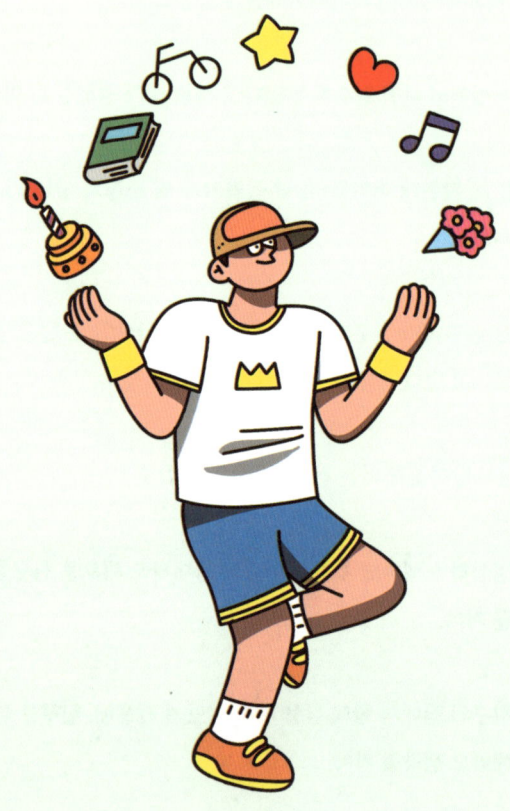

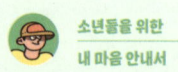

소년들을 위한
내 마음 안내서

자의식에서 자신감으로

점점 더 과해지는 자의식을 다루는 건 성장 과정에서 힘들고 어려운 과제일 수 있어. 어쩌면 넌 이미 자의식을 경험해 봤을지도 몰라. 수업 시간에 발표를 했을 때, 네가 말을 하는 동안 반 친구들이 무슨 생각을 하는지 궁금했던 적이 있을 거야. 또 네 몸의 변화에 어색함을 느끼고 다른 사람들이 네 변화를 알아차릴지 궁금했던 적도 있을 테지. 어쩌면 네가 여전히 만화를 좋아한다는 걸 인정하고 싶지 않을 수도 있어. 이 모든 감정은 자연스러운 거야! 자의식은 뇌에서 일어나는 놀라운 변화이지. 자신감은 자기 자신을 잘 알고 있다는 걸 뜻하는데, 이건 무척 좋은 거야. 네가 신중하고 사려 깊다는 걸 의미해. 스스로를 잘 이해할 때, 다른 사람이 어떻게 느끼는지도 헤아릴 수 있기 때문이야. 그렇지

만 지나친 자의식은 자신감을 떨어뜨릴 수 있어.

어떻게 하면 더 많은 자신감을 가질 수 있을까? 자의식을 만드는 부정적인 생각들에 휩쓸리지 않도록 노력해야 해. 자의식이 있으면 다른 사람이 너를 어떻게 생각하는지 걱정하게 돼. 하지만 설령 네가 다른 사람들의 생각을 안다고 하더라도 진짜 속마음은 알 수 없어. 예를 들어, 수업 시간에 네가 실수를 하면 너는 다른 친구들이 모두 널 바보로 여긴다고 생각할 거야. 하지만 그건 너 혼자만의 자기대화에 불과해! 네가 한 실수에 너그러워야 한다는 점, 그리고 모든 사람은 실수를 한다는 점을 잊지 않는 게 중요해. 또 한 가지 도움이 되는 건 작은 실수에 유머로 대처하는 거야. 실수를 했을 때 웃어넘기는 법을 배운다면 자의식이 훨씬 덜해질 거야.

무조건적인 수용이란 무슨 일이 일어나든 무엇을 하든 네가 한 실수를 너 자신의 일부이자 누구나 할 수 있는 실수로 받아들이는 걸 의미해. 자기 자신을 받아들이면 다른 사람들이 너에 대해 어떻게 생각하는지 크게 걱정하지 않는 데 도움이 돼.

스스로를 믿고, 자신의 능력을 신뢰하는 방법을 배우면 자신감이 생겨. 그 과정에서 어려움을 겪고 고군분투할 수 있지만 계속 노력하면 나아질 거야. 농구를 하든, 악기를 연주하든, 또는 외국어로 말하든 더 나은 실력을 갈고닦기 위해서는 오랜 연습과 끈기가 필요해. 완벽할 필요는 없어. 새로운 기술을 배우는 건 어려운

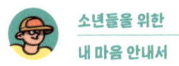
소년들을 위한
내 마음 안내서

도전이거든. 왼손으로 드리블을 하려면(네가 오른손잡이인 경우) 열심히 연습해야 할 수 있고, 기타 칠 때 손가락을 편하게 움직이려면 애를 먹을 수도 있고, 외국어로 말할 때 실수할 수도 있어. 하지만 괜찮아! 최선을 다해 노력하는 것, 그리고 네가 너 자신에 대해서 어떻게 생각하는지가 다른 사람들의 평가보다 훨씬 더 중요하다는 걸 알면 자신감이 쑥쑥 자랄 거야.

★ 미디어 메시지 ★

인스타그램(또는 다른 소셜 미디어)이나 TV에서 본 이미지 때문에 네 몸에 대해 불안감을 느낀 적이 있니? 미디어는 종종 우리에게 특정한 방식으로 보거나 행동해야 한다고 강요하곤 해. 그 결과 우리가 충분히 괜찮은 사람인지를 의심하게 만들어.

연예인과 인플루언서는 자신들이 원하는 방식으로 보여지기 위해서 화장을 하고 특별한 조명을 사용해. 일상생활에서는 그들도 확실히 달라 보인다는 걸 깨닫는 게 중요해. 또한 미디어에서 보고 듣는 것이 항상 사실이 아니라는 걸 알아야 해. 믿을 수 있는 어른에게 무엇이 진짜이고 진짜가 아닌지 확인해 보는 것도 좋은 방법이야. 너의 몸은 체형이나 체격 또는 피부색에 관계없이 아름답고 유일무이하다는 걸 꼭 기억해.

창피함에서 편안함으로

창피함을 느껴본 적이 있니? 대답은 아마도 '그렇다'일 테지. 누구나 창피함을 느낄 수 있어. 창피함은 네가 너 자신을 인식하는 하나의 방식이야. 창피할 때 우리는 1초가 한 시간처럼 길게 느껴져. 체육 시간에 넘어지거나 운동 경기에서 실수를 한 적 있니? 괜찮아! 수업 시간에 선생님이 너를 지목했을 때 틀린 답을 말한 적이 있니? 딴생각을 했을 수도 있고, 정답을 모르는 걸 들켜서 창피할 수도 있어.(그리고 어쩌면 선생님이 무슨 말을 했는지조차 모를 수도 있어.) 모든 사람이 이따금 마음의 갈피를 잡지 못한다는 걸 기억해. 다음 수업 시간에 더 잘 집중하기 위해 실수한 경험을 활용할 거라고 스스로에게 말해보는 거야. 또 네가 보았던 다른 사람의 실수가 그렇게 큰 문제가 아니었다는 걸 떠올릴

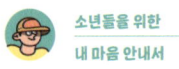

수도 있을 거야.

 너는 단단한 사람이고 멋진 네 모습을 지켜나가기 위한 내면의 목소리를 가지고 있어. 그러니까 어떤 실수를 해도 편안하게 받아들일 수 있어. 분명한 건 창피함은 시간이 지나면 사라진다는 거야. 그리고 창피함을 다루는 법을 배우면 네가 더 강해진다는 걸 알게 될 거야.

불안에서 평온으로

불안은 주요 감정 중 하나인 두려움에서 비롯돼. 심장박동이 빨라지거나, 같은 생각이 계속 머릿속을 맴돌고, 땀을 많이 흘리거나 양손이 축축해지는 경험을 해봤을 테지. 불안을 느끼는 건 아주 자연스러운 일이야. 불안은 벌 떼나 낯선 개 주변에 있을 때와 같이 위험한 상황에서 너를 안전하게 지키는 데 도움이 돼. 그러나 위험한 상황이 아닌데도 불안을 느끼는 경우가 있어. 이런 종류의 불안을 '멍키 마인드'라고 불러. 우리의 뇌가 위험을 매우 경계한 나머지 혼란을 일으켜서 한 무리의 원숭이처럼 행동하기 때문이야. 동물원에서 주위를 뛰어다니며 정신없이 행동하는 원숭이를 본 적이 있니? 불안이란 그런 느낌일 수 있어.

　불안을 다루는 몇 가지 좋은 방법이 있어. 그중 하나는 불안과

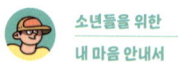

친해지는 거야. 조금 이상하게 들릴 수도 있겠지만 불안은 너를 안전하게 지키기 위해 존재해. 비록 가끔은 좀 많이 느껴지더라도 말이야. 꾸준히 일기를 써서 네가 가장 불안한 때가 언제인지 가늠해 보려고 노력해야 해. 불안을 너의 일부분이되 네가 더 이상 경험할 필요가 없는 부분이라고 생각해 봐. 불안과 대화를 나누어야 해. 너를 안전하게 지켜줘서 고맙지만, 조금 물러나길 원한다고 말해주는 거야.

1장에서 마음챙김에 대해 이야기한 걸 기억하니? 특히 심호흡은 불안을 다스리고 평온해지는 데 매우 도움이 될 거야.(23~24쪽 참고) 요가와 운동 역시 불안을 해소하는 데 도움이 돼. 두 가지 모두 네가 너의 마음에서 빠져나와 너의 신체에 집중하도록 도와줄 거야. 요가나 운동을 하면 뇌로 강력한 세로토닌 신호가 보내져서 네 안의 원숭이를 진정시키는 데 도움이 돼. 물론 네가 고군분투할 때 도움을 요청할 수 있다는 걸 아는 것도 중요해. 부모님과 학교 선생님 또는 상담사 선생님처럼 믿을 수 있는 어른에게 이야기해 봐. 불안을 많이 느껴본 어른으로부터 불안에 대처하는 방법에 대한 조언을 얻을 수 있는 기회가 될 테니까.

분노에서 평화로

화를 내도 괜찮아. 때때로 분노는 나쁘게 여겨지곤 하는데, 그건 다른 사람들에게 상처를 주는 행동을 가져올 수 있기 때문이야. 그런 행동이 큰 문제라는 건 잘 알고 있을 거야. 그런데 그것과는 별개로 분노는 행동과는 달라. 분노는 감정이고, 감정을 느끼는 건 언제나 괜찮아. 분노하는 건 보편적인 일이야. 심지어 꼭 필요할 때도 있어. 누가 네 자전거를 훔친다면 분명 너는 화를 낼 거야. 너의 분노는 자연스럽고, 또 그렇게 반응하는 게 당연해. 너에게 먼저 물어보지도 않고 누군가 소셜 미디어에 너에 대한 이야기를 올리면 너는 화가 날 수 있어. 다시 말하지만 그 상황에서 화를 내는 건 아주 타당해. 그건 너에게 개인적인 경계(그냥 경계라고도 해.)가 있다는 뜻이야. 이건 대단한 거야. 하지만 누군가를

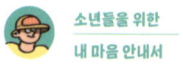

다치게 하는 방식으로 반응하는 건 분노를 표현하는 좋은 방법이 아니야.

그러면 평화로움을 느끼기 위해 무엇을 할 수 있을까? 1장의 마음챙김을 기억해. 숨을 쉬면서 감정을 가라앉히면 도움이 될 거야. 너의 분노를 이해하고, 분노를 표현할 만한 공간을 알려줄 믿을 수 있는 어른에게 조언을 구해보는 것도 좋아. 또한 너 자신이나 다른 사람에게 해를 끼치지 않는 범위에서 몸으로 무언가를 해볼 수도 있어. 주먹을 불끈 쥐거나 베개같이 부드러운 물건을 치는 것처럼 말이야. 분노가 상황에 대한 더 깊은 감정으로 변하는 것을 발견할 수도 있고, 너를 화나게 만든 사람과 이야기하고 싶을 수도 있어. 무엇보다 분노는 감정이고, 감정은 결코 영원하지 않다는 걸 기억해.

괴롭힘

괴롭힘은 누군가에게 상처를 주려는 의도를 가진 공격적인 행동이야. 남을 괴롭히는 사람은 남들보다 더 많은 힘을 가지고 있거나, 가지고 있다고 생각하는 사람이야. 괴롭힘은 사람들 사이에서 또는 온라인 환경(사이버 폭력이라고 해.)에서 발생할 수 있어. 너는 괴롭힘을 경험한 적이나, 네 친구들이 괴롭힘을 당하는 걸 본 적이 있을 거야. 심지어 자기 자신을 괴롭힌 적이 있을지도 몰라.(이 세 가지 전부를 겪었을 수도 있어.) 괴롭힘은 분노, 두려움 또는 외로움을 표현하는 매우 고통스러운 방법이야.

　네가 괴롭힘을 당하거나 괴롭힘을 당하는 누군가를 본다면, 믿을 수 있는 어른에게 알려야 해. 그들이 그 상황을 벗어날 수 있도록 지원하고 조언해 줄 수 있어. 괴롭힘을 당하고 있다면 자신 있고 당당하게 "그만해!"라고 말할 수 있어야 해. 그렇게 하는 게 너무 힘들게 느껴진다면 그 상황에서 벗어나야 해. 믿을 수 있는 어른이 네가 자신감 있는 내면의 목소리를 찾는 방법을 익히도록 도와줄 거야. 만약 누군가를 괴롭히고 있다면 잠시 멈추고 네가 다른 사람에게 미치는 영향에 대해 생각해 봐. 네가 못되게 굴었다고 느낀다면 게임이나 운동과 같이 다른 할 일을 찾아야 해. 또한 다른 사람들을 괴롭히는 이들과의 우정에 대해 다시 생각해 봐야 해. 그들이 다른 사람들을 대하는 것처럼 너를 대했다면 어떨까? 네가 존중받고 싶다면 너도 그렇게 다른 사람들을 존중해야 해.

슬픔에서 희망으로

분노와 마찬가지로 슬픔 또한 그리 달갑지 않은 감정이야. 많은 소년이 미디어로부터, 때로는 주변의 어른들로부터 슬퍼해선 안 된다는 이야기를 들어. 사람들 대부분이 슬픔을 느끼고 싶어 하지 않지만, 슬픔은 우리 삶의 자연스러운 일부야. 어떤 일들은 거의 모든 사람을 슬프게 만들어. 네가 슬픔을 경험하는 건 중요해. 힘든 감정이라도 모든 감정을 느껴볼 필요가 있어. 불편하고 힘든 감정을 겪지 않으려고 하면 기쁨처럼 정말 멋진 감정도 느낄 수 없어! 더욱 중요한 건, 스스로 슬픔을 느끼도록 허락하고 네 슬픔에 대해 가까운 친구나 믿을 수 있는 어른에게 이야기할 때, 너는 외로움을 덜 느낄 뿐만 아니라 너만의 관점을 갖게 될 거라는 사실이야.

누구나 얼마간 슬픔을 느껴. 친한 친구가 멀리 이사를 가버리면 무척 슬플 거야. 네가 아끼는 누군가가 더 이상 너와 함께 지낼 수 없다는 건 감당하기 힘든 일이지. 하지만 시간이 지나면 새로운 친구를 사귀고, 기분이 나아지고, 희망도 생길 거야.

슬픔과 함께하는 몇 가지 좋은 방법이 있어. 슬픔을 다루려고 노력한 예술가들이 훌륭한 미술 작품과 음악을 많이 남겼어. 일기 쓰기, 글쓰기, 그림 그리기와 음악 감상이 슬픔을 해소하는 좋은 방법이 될 수 있는 이유야. 가끔 그냥 음악을 듣거나 슬픔에

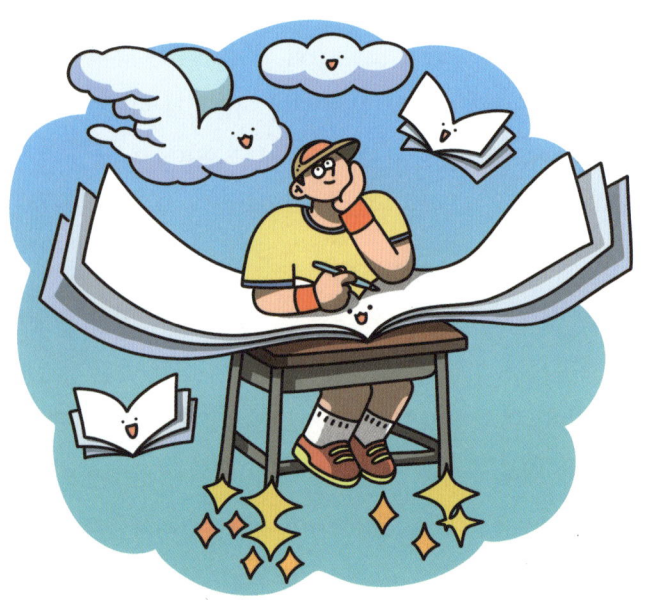

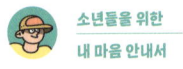
소년들을 위한
내 마음 안내서

관한 책을 읽는 것만으로도 너는 덜 외롭고 좀더 희망적인 느낌을 받을 수 있어.

아침에 일어나기 힘들고, 입맛도 없고, 일상이 즐겁지 않다면 네가 우울한 상태일 수 있다는 걸 명심해야 해. 우울할 때는 주변의 도움이 필요해. 믿을 수 있는 어른에게 자신이 겪고 있는 일에 대해 털어놓아야 해.

비통

비통이란 사랑하는 사람이나 반려동물의 죽음과 같은 큰 상실로 인해 생기는 특별한 종류의 슬픔이야. 비통은 더 이상 갈 곳이 없는 사랑이라고 생각하면 돼. 사랑하는 사람이나 동물이 너와 함께할 수 없게 되면 네가 그들에게 쏟았던 사랑이 갈 곳을 잃는 거지. 사랑하는 사람이 죽었을 때 믿을 수 없을 정도로 강렬하고 거대한 슬픔이 느껴질 수 있고, 혹은 아무것도 느끼지 못하는 것처럼 보일 수도 있어. 상실을 경험한 후에 느끼는 감정 중에 잘못된 감정이란 없어. 슬픔을 느낄 때와 마찬가지로 너의 감정에 대해 글을 쓰거나, 그림을 그리거나, 음악을 듣고 악기를 연주하거나, 네가 떠나보낸 사람이나 반려동물에 대한 추억을 사랑하는 사람과 이야기하는 것이 도움이 될 수 있어.

질투에서 감사로

질투는 불쾌한 감정일 수 있어. 주요 감정은 아니지만 두려움과 관련이 있어. 궁극적으로 질투는 불안감과 자신이 충분하지 않다는 믿음, 두려움에 관한 거야. 때때로 사람들은 건강하지 않은 방식으로 질투를 해. 질투를 느끼는 사람에 대해 안 좋은 소문을 퍼뜨리거나 그를 괴롭히는 것처럼 말이야.

거의 모든 사람이 종종 질투를 느껴. 질투는 일반적인 감정이고, 영원히 주변에 존재할 거야.(셰익스피어도 질투에 대한 글을 썼어!) 너는 동생이 태어났을 때 질투를 경험했을 수 있어. 너는 아직 어리기 때문에, 다른 아이가 생기면 네 몫의 사랑이 줄어든다고 느껴질 수 있거든.

좋은 소식은 네가 질투를 느낄 때 너에게 도움을 줄 단계들을

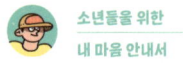

밟을 수 있다는 거야. 시간이 흐를수록 너는 질투가 날 때 너 자신이나 다른 사람에게 해를 끼치는 행동을 하지 않을 수 있어. 네가 초대받지 못한 파티에 대해 알게 되고, 네가 소외되는 것에 대한 두려움을 느꼈다고 가정해 보자. 소외당하는 게 끔찍하게 느껴질 수 있어. 마음챙김을 활용해 네가 있는 그대로 충분하고, 다른 사람들과 자신을 비교할 필요가 없다는 걸 상기해 봐. 파티에 초대되지 않았다고 해서 너에게 문제가 있는 건 아니야. 또한 너는 네 친구들이나 친밀한 관계들에 감사를 표현하는 연습을 할 수 있어.

 감사하는 마음을 가져보자!

★ 감사 일기 쓰기 ★

매일 감사 일기를 쓰는 건 너의 삶에서 네가 가진 놀라운 것들을 발견하고 그것들에 고마움을 느끼는 좋은 방법이 될 수 있어. 감사한 일을 적는 게 처음에는 조금 어색할 수 있지만 그래도 계속해 봐. 감사하는 마음은 운동으로 단련해야 하는 근육과도 같아. 매일매일 네가 감사해야 할 구체적인 목록을 만들어봐. 예를 들어, "아빠가 저녁으로 내가 가장 좋아하는 음식을 요리해 주셨다." 또는 "수학 시험에서 좋은 점수를 받았다."라고 쓰는 거야. 공책을 따로 만들어서 감사 일기를 쓰면 좋겠지만 종이 몇 장이면 충분해. 아래 예시처럼 매일 밤 잠들기 전에 5분 동안 감사하는 마음에 대해 글을 써봐. 곧 감사하는 마음이 쉽게 찾아올 거야.

| 엄마가 내 과학 숙제를 도와주셨다. |
| 지환이와 놀아서 재미있었다. |
| 내 쿠키에 초콜릿이 들어 있었다. |

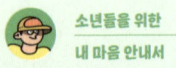 소년들을 위한 내 마음 안내서

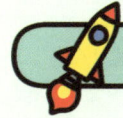 **영원한 감정은 없어!**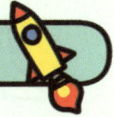

★ 감정 상자 만들기 ★

이쯤에서 넌 이 책의 메시지 중 하나를 파악하게 되었을 거야. 바로 감정과 생각은 영원히 지속되지 않는다는 거야. 이 아이디어를 행동으로 옮기는 한 가지 방법을 알려줄게. 바로 부정적인 생각이나 감정을 종이에 적어서 상자에 넣는 거야. 그리고 마음껏 흔들어 봐! 상자에 24시간 동안 부정적인 생각을 넣어둔 다음, 종이쪽지를 꺼내 그 생각이나 감정이 바뀌었는지 확인해 봐. 아마 넌 놀라게 될 거야.

 **준서의 기분이 나아지게 도와줘!**

이제 너는 네 감정에 대해 더 많이 알게 되었어. 친구 준서에게 조언을 해줄 수 있는지 확인해 봐.

1. 준서는 수학 과외 선생님을 구해야 한다는 사실에 화가 났다.
   너는
   ㄱ. 준서가 수학을 잘하려면 정말로 도움이 필요하다고 말한다. 그러면 그는 기쁘게 과외 선생님을 구할 것이다.
   ㄴ. 네가 어떻게 느끼는지 이해한다고 말한다. 그리고 준서가 왜 화가 났는지 이야기하는 것을 들어준다.
   ㄷ. 수학은 그다지 중요하지 않으니 과외 선생님을 구할 필요가 없다고 진지하게 제안한다.

    ㄴ을 선택했다면!
   준서가 화가 난 것에 대해 이야기할 수 있는 시간을 주면 준서를 진정시키는 데 도움이 될 거야. 그리고 네가 준서의 감정을 이해한 것처럼 느끼게 할 거야.

2. 준서가 학교에 입고 온 셔츠 때문에 같은 반 아이들로부터 사이버 폭력을 당하고 있다.
   너는

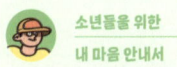

ㄱ. 준서가 어떻게 느끼는지 듣는다. 그리고 괴롭힘 문제를 해결하는 데 도움을 줄 믿을 수 있는 어른을 찾으라고 제안한다.
ㄴ. 같은 반 아이들에 대한 나쁜 소문을 퍼뜨려서 준서가 복수할 수 있도록 도와준다.
ㄷ. 괴롭힘을 당할까 봐 두려워서 준서를 피한다.

ㄱ을 선택했다면!
준서의 말을 듣고 준서가 도움을 얻을 수 있도록 제안하면 준서가 괴롭힘에 대한 자신의 생각을 정리하고, 괴롭힘을 당하는 것을 막는 데 도움이 될 거야.

3. 준서는 반려견 보리가 차에 치여서 슬퍼한다.
너는
ㄱ. 보리를 대신할 다른 개를 구하라고 제안한다.
ㄴ. 보리와의 특별한 추억에 대해 물어본다. 그리고 준서가 보리와 나눈 사랑에 대해 말할 수 있는 공간을 마련한다.
ㄷ. 준서에게 보리는 그저 개일 뿐이라며 곧 극복할 수 있을 거라고 말한다.

ㄴ을 선택했다면!
보리가 준서에게 어떤 의미였는지 말하는 것을 들어주면, 준서가 비통한 마음을 다루는 데 도움이 될 거야.

4. 준서는 이번 학기에 동생이 준서보다 더 좋은 성적을 받아서 질투한다. 너는
   ㄱ. 내년에 더 좋은 성적을 받을 수 있도록 더 열심히 공부해야 한다고 말한다.
   ㄴ. 준서와 함께 영화를 보면서 그의 관심을 다른 데로 돌린다.
   ㄷ. 준서에게 그가 고유한 사람임을 상기시킨다. 그리고 준서의 멋지고 특별한 점들을 말해준다.

 ㄷ을 선택했다면!
형제자매를 질투하기는 쉬워. 하지만 준서가 자기 자신에 대해 감사한 마음을 가질 수 있도록 응원하면, 준서가 자신이 훌륭한 자질을 가지고 있다는 것을 기억하는 데 도움이 될 거야.

5. 준서는 학교 연극에서 대사 실수를 한 후 창피해한다. 너는
   ㄱ. 준서에게 다음번에 대사 실수를 하지 않기 위해 더 열심히 연습해야 한다고 말한다.
   ㄴ. 준서에게 별일 아니라고 말한다. 그리고 잠시 다른 것에 집중하면 기분이 나아질 거라고 제안한다.
   ㄷ. 준서의 이야기를 듣는다. 그리고 실수를 한다고 해서 그에게 문제가 있는 게 아니라는 것을 깨닫도록 돕는다. 준서가 좋은 사람이기 때문에 네가 준서와 친구임을 상기시킨다.

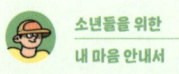

ㄷ을 선택했다면!
준서에게는 지지가 필요해. 지지를 받아야 자기 감정을 관리할 수 있지. 준서가 하는 일 때문이 아니라 그가 준서이기 때문에 네가 지지한다는 것을 알면 준서는 고마워할 거야.

3장 달라지는 관계들

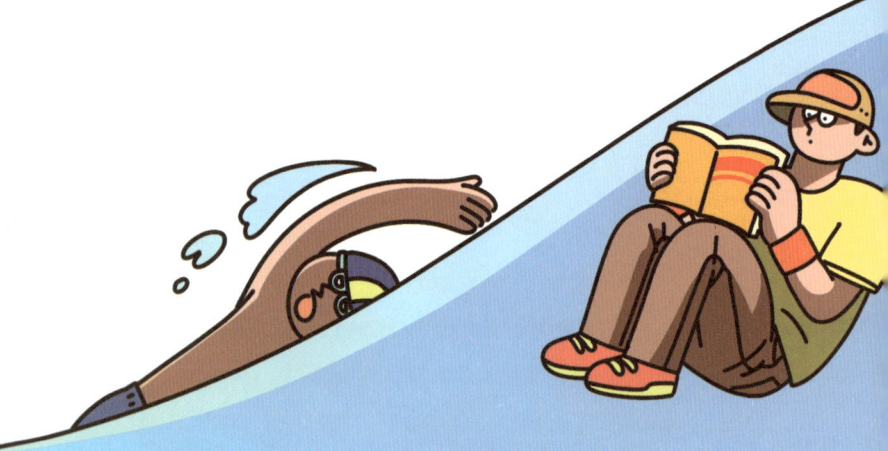

관계에서 너는 몇 가지 변화를 느꼈을 거야. 네가 겪고 있는 다른 모든 변화와 더불어 너의 관계에도 실제로 변화가 생기고 있어. 예전처럼 부모님과 많은 이야기를 하고 싶지 않을 수도 있고, 부모님이 너의 하루에 대해 물어볼 때 더 강한 자의식을 느낄 수도 있어. 친구 관계 또한 달라졌을 거야. 너의 관심사에 따라 어떤 친구들과는 더 가까워지고 어떤 친구들과는 더 멀어지고 있다고 느낄 수 있어. 친구들이 하는 말에 더 민감하고 감정적으로 반응할 수도 있지. 너에게 일어나고 있는 변화를 탐색하면서, 네가 특정한 어른을 롤 모델이나 멘토로 바라보고 있다는 걸 알게 될 거야. 이 모든 변화는 자연스러운 거야. 지금 일어나고 있는 큰 변화들을 헤쳐나가기 위해 네가 할 수 있는 것에 대해 이야기해 보자.

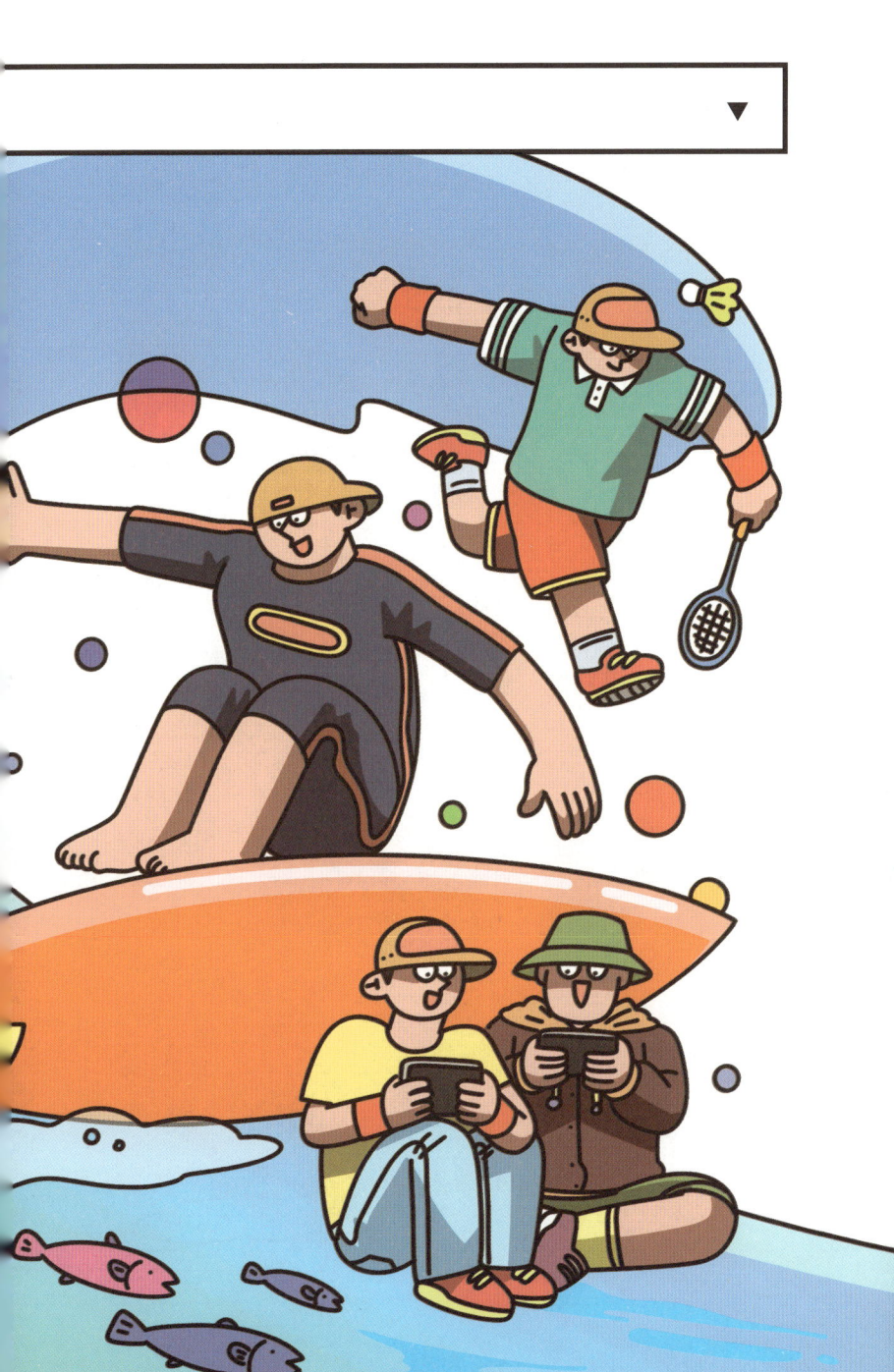

나의 친구들

시간이 흐를수록, 너의 삶에 친구가 얼마나 큰 영향을 미치는지 알게 될 거야. 네 이야기에 귀 기울여 주는 믿을 수 있는 어른들도 물론 중요해. 하지만 함께 웃으며 농담을 주고받고, 성장하면서 겪는 시련과 고난을 나눌 수 있는 또래 친구가 있다는 건 특별한 일이지. 친구라는 존재는 네 삶의 건강하고 중요한 일부야.

이제 우리는 새로운 친구를 사귈 수 있는 몇 가지 방법과 또래 압력에 대처하기, 소외감을 느낄 때 대처하기, 동의 이해하기와 같이 주의해야 할 몇 가지 중요한 사항에 대해 이야기할 거야.

새로운 친구 사귀기

새로운 친구를 사귀는 데 도움이 되는 몇 가지 방법을 살펴보자.

- 친절하게 대하기
- 호기심을 가지기
- 상대방에 대해 질문하기
- 다른 사람의 말을 경청하기
- 열린 마음 가지기

   너는 친절의 의미를 잘 알고 있을 거야. 그러나 친절이 우정을 단단하게 만드는 접착제라는 걸 미처 깨닫지 못했을 수도 있어. 너그럽고 사려 깊은 행동은 유대감을 형성하는 좋은 방법이 될 수 있어. 친구가 낮은 성적을 받아서 속상해할 때 그의 말을 잘 들어 주는 것처럼 말이야. 친절은 무엇보다 공감과 관계가 깊어. 다른 사람의 입장이 되어 보는 거지. 네가 다른 사람의 입장에 공감할 수 있을 때 모든 관계가 더욱 풍성해질 거야.

   호기심도 공감에서 비롯돼. 호기심이 많다는 건 누군가를 알고 싶어 한다는 뜻이기도 해. 잠시 너 자신에 대해 생각해 보자. 누군가 너에 대해 알고 싶어 한다면 기분이 좋지 않니? 더 친해지고 싶은 사람들을 떠올려 봐. 그들은 무엇을 좋아하니? 어떤 밴드를 가장 좋아하니? 그들에게 형제자매가 있니? 호기심을 따라

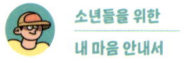

가다 보면 그들과 더 가까워질 거야.

호기심을 가지고 사람들에 대해 질문해 봐. 만약 누군가 너와 친구가 되고 싶어 한다면 너에게 어떤 걸 물어보면 좋을지 생각해 봐. 만약 네가 사람들에게 질문하기 시작한다면, 그들도 너에 대해 묻기 시작할 거야. 그러면 어느새 공통 관심사에 대한 대화를 나누고 있을 테지.

잘 듣는다는 건 너에게 말을 하는 사람에게 집중한다는 뜻이야. 네가 말하고 싶었던 걸 다른 사람이 먼저 이야기한다면 그걸 참고 들어주는 건 쉽지 않을 수 있어. 하지만 다른 사람이 말하는 동안 끼어들지 않는 게 중요해. 그가 할 말을 다 하도록 두어야 해. 그가 말을 다 마치면 네 이야기를 시작할 수 있어. 다시 말하

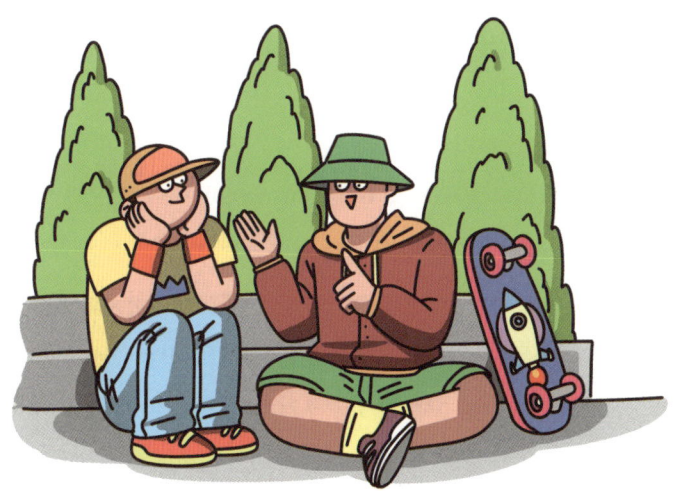

지만, 전부 공감에 관한 거야. 누군가가 네 말을 들어주고 너에게 진정한 관심을 보일 때 얼마나 기분이 좋은지 생각해 봐.

열린 마음이 된다는 건 새로운 것을 시도하거나 새로운 아이디어를 기꺼이 듣는 것을 의미해. 예를 들어, 농구를 좋아하는 너와 달리 축구를 좋아하는 사람을 만날 수 있어. 어쩔 땐 너의 취향이 더 낫다고 상대방을 설득하고 싶을 수도 있어. 하지만 만약 네가 호기심을 가지고 그들이 좋아하는 것을 받아들인다면, 누군가와 연결될 가능성이 더욱 높아져.

이러한 태도를 연습하는 데 어려움을 겪고 있어도 괜찮아. 자기 자신에게 친절해야 한다는 걸 기억해. 그러면 다른 사람들과 어떻게 상호작용해야 할지 더 잘 알게 될 거야.

친구를 사귀는 데는 연습이 필요해. 연습을 하려면 좋은 태도가 필요하고, 실수를 기꺼이 감수하려는 마음을 가져야 해.

또래 압력에 대처하기

또래 압력은 다른 사람들의 행동을 따라해야 한다고 느낄 때 생겨. 그 사람들과 어울리기 위해서 말이야. 우리 대부분은 무리에 소속되고 싶은 마음을 가지고 있어. 가끔은 다른 사람들에게 맞추기 위해 스스로의 가치에 맞지 않는 결정을 내리기도 해. 누군가에게 깊은 인상을 주고 싶거나 무리의 일원이 되고 싶을 때 네 생각을 드러내는 게 어려울 수 있어. 예를 들어, 무리의 일원이

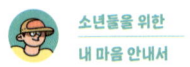

되려면 네가 좋아하는 누군가를 괴롭히라고 또래 압력을 받을 수 있어. 이런 상황에서 다른 구성원들이 너를 좋아하지 않을까 봐 걱정되는 마음에 그 요구를 거절하기 힘들 수 있어.

자라는 과정에서 거의 모든 사람이 또래 압력에 대처해야 해. 우리 자신의 경계를 인지하는 건 상대적으로 수월한 일이야. 우리가 안전하다고 느끼는 사람들에게 '예' 또는 '아니요'라고 말하는 것도 어렵지 않지. 경계란 나의 개인적인 공간은 물론이고 그 외의 많은 것을 포함해. 누군가 우리에게 동의를 구하지 않고 우리의 공간을 침범하는 건 부당한 일이야.(조금 후에 동의에 대해 더 이야기할게.) 또 경계는 다른 사람들에 의해 상처받고 통제되거나 이용당하는 걸 막기 위해 설정한 너의 영역을 말해. 네가 하고 싶지 않은 일을 해야 한다는 또래 압력을 느낀다면, 아마도 너의 경계가 침해되고 있기 때문일 거야.

소외감을 느낄 때 대처하기

너 자신을 더 잘 이해하고 자의식을 갖게 되면, 친구들이 너 없이 무언가를 할 때 소외감을 느낄 수 있어. 너에게 아무 문제가 없다는 걸 기억하는 것이 중요해.

소외감을 느낄 만한 상황을 생각해 보자. 너에게 가장 친한 친구가 있고, 너희 둘이 평생 단짝이라고 상상해 봐. 하지만 너의 단짝 친구가 새로운 친구를 사귀게 되면서 네게 묻는 거야.

셋이 함께 어울려 놀 수 있는지 말이야. 아마도 너의 단짝 친구는 새로운 친구와 어울리기를 원할 거야. 그건 당장은 쓸쓸하더라도 받아들여야 하는 일이야! 2장에서 질투에 대해 이야기했던 걸 기억해 봐. 배운 기술 중 몇 가지를 사용하면 도움이 될 거야. 너의 평생의 단짝 친구가 새로운 친구를 사귀었다는 게 네가 그들과 더 이상 친구가 아니라는 걸 의미하진 않는다는 걸 명심해. 그리고 새로운 친구를 사귀기 위한 몇 가지 방법을 시도하면서 새로운 친구를 사귈 기회를 만들어 봐.(66쪽 참고)

여러 명으로 이루어진 무리와 더 많이 어울리게 되었다는 걸 알아차렸을 거야. 때때로 이러한 무리는 다른 사람들에게 열려 있어. 게임을 하거나 같은 음악을 즐기는 것처럼 공통 관심사를 가질 수 있어. 그러나 때로는 무리가 파벌을 형성할 수 있어. 파벌은 배타적인 집단으로, 그 외부의 다른 사람들이 쉽게 낄 수 없어. 파벌의 구성원들은 종종 서로에게 또래 압력을 가하고 바람직하지 않은 방식으로 행동해. 무리의 일원이 되고 싶은 건 충분히 이해하지만, 구성원 일부가 다른 사람들을 기분 나쁘게 만든다면 다시 생각해 봐야 해.

소셜 미디어 사용하기

소셜 미디어에는 이점이 많아. 멀리 사는 친구나 가족과 연락을 주고받는 데 도움이 돼. 음악과 패션의 최신 유행을 알려주고, 세

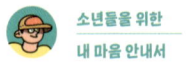

상에 무슨 일이 일어나고 있는지 보여주지. 소셜 미디어를 통해 새로운 관심사나 열정을 쏟을 만한 일을 발견할 수 있어. 그뿐만 아니라 세상의 불의에 대해 배우면 활동가가 될 수도 있어. 소셜 미디어에 참여하는 건 정말 재미있는 일이야!

그러나 소셜 미디어에는 어두운 면도 있어. 극적으로 과장된 내용이 올라오기도 하고, 사이버 폭력으로 이어질 수 있지. 소셜 미디어에 게시된 내용이 전부 사실은 아니야. 그리고 실제와 실제가 아닌 것을 구분하기 어려울 수 있어. 만난 적이 없는 사람과 온라인에서 대화할 때, 또는 온라인 커뮤니티의 일원이 된 경우 특히 안전이 매우 중요해.

소셜 미디어를 사용할 때 명심해야 할 몇 가지 안전 수칙은 다음과 같아.

- 이메일 주소나 대화명을 만들기 전에 신중하게 생각해야 한다. 성별이나 신원을 식별할 수 없는 문자와 숫자의 조합을 사용해야 한다.
- 온라인에서만 아는 사람에게 이름이나 주소와 같은 개인 정보를 제공하지 않는다.
- 온라인 채팅에서든 어떤 이유로든, 네가 불편하거나 안전하지 않다고 느끼면 채팅을 종료하고 부모님이나 믿을 수 있는 어른에게 무슨 일이 일어났는지 알린다.

- 소셜 미디어에 글을 게시하기 전에 신중하게 생각해야 한다. 주변의 믿을 수 있는 어른들이 네 게시물을 봐도 괜찮을까? 이 질문은 나중에 후회할 만한 게시물을 올리지 않도록 도와주는 좋은 기준이다.

> ★ 남성성과 미디어 ★
>
> '남자답게 행동하기' 또는 '남자 되기'를 위해 소년들에게 신체적, 정서적 고통을 이겨내도록 요구하는 소셜 미디어 메시지를 본 적이 있니? 거의 모든 소년이 언젠가는 이런 메시지를 보게 돼. 많은 사람이 남자는 슬퍼하거나 상처받아서는 안 되며 항상 강해야 한다고 믿어. 하지만 상처를 받거나 두려워하는 건 절대 잘못된 게 아니야. 용기가 있다는 건 두려움을 느끼지 않는다는 게 아니라 겁이 날지라도 무언가를 한다는 뜻이야.

동의 이해하기

여기 동의가 무엇인지 알 수 있는 간단한 방법이 있어. 바로 '아니요'는 '아니요'를 의미하고, '예'는 '예'를 의미한다는 걸 이해하면 돼. 누군가에게 그렇게 해도 좋다고 허락하면, 그게 동의야. 다른 사람이 너에게 허락을 하면, 그게 동의야. 동의란 자신의 경계에 대해 아는 것과 다른 사람의 경계를 존중하는 걸 포함해. 누

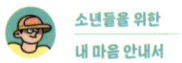

구도 너의 허락 없이 네 몸을 만질 권리는 없어. 그리고 너도 다른 사람의 허락 없이 그 사람의 몸을 만질 권리가 없어. 먼저 허락을 구하지 않았다면 다른 사람의 물건을 쓸 수는 없어. 마찬가지로 다른 사람도 동의 없이 너의 물건을 가져갈 수 없어.

동의는 온라인과 소셜 미디어에서 매우 중요한 문제야. 단체 사진을 공유하고 싶으면, 사진에 나온 다른 사람들에게 그래도 괜찮은지 물어봐야 해. 또한 온라인 채팅에서 특정 주제에 대해 이야기하지 말아 달라고 요청할 수 있어.

누군가는 네가 너의 경계를 정하면 화를 내거나 적대감을 드러낼 수 있어. 하지만 그렇다고 네가 틀렸다거나 네 경계가 불합리하다는 걸 의미하진 않아. 너는 네 몸과 감정의 책임자야.

나의 가족

흔히 사람들은 가족 하면 엄마, 아빠, 두세 명의 아이를 떠올리곤 해. 하지만 가족의 유형은 다양해. 네가 속한 가족이 어떤 모습이든지 가족 구성원은 네가 성장하고 잘 살아가도록 도울 의무가 있어. 가족 구성원의 관계가 변하고 있더라도 말이야.

네가 자랄수록 가족 관계에도 여러 변화가 생길 거야. 멋진 사람으로 성장하기 위해 알아야 할 몇 가지 변화에 대해 알아보자.

역할과 책임

가족이 어떤 모습이든 가족 구성원이 맡은 역할은 다 달라. 네가 정확히 인지하지 못할 수 있지만 너도 아마 가족 내에서 어느 정도 책임을 지고 있을 거야. 자라면서 그 역할이 달라지고 더 많아

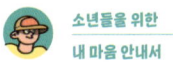

질 수 있겠지. 이제 너는 신체적으로나 정신적으로나 더 성숙해졌기 때문에 새로운 집안일을 하도록 요구받을지도 몰라. 성장한다는 건 분명히 축하할 일이지만, 이렇게 손해 보는 일도 생기지!

이런 변화들은 네가 어떻게 느낄지 알아챌 새도 없이 나타나. 네 감정이 중요하다는 걸 기억해. 새로운 역할을 맡는 게 두렵니? 더 많은 책임을 원하니? 가족이 네가 어떻게 느끼는지 안다면 모두에게(특히 너에게!) 도움이 돼.

가족과 함께 어울리기

네 몸에서 일어나는 변화들 중 일부는 네가 가족과 교류하는 방식을 바꿀 수도 있어. 앞서 말했듯이, 너는 지금 더 많은 사생활을 누리고 싶을 수도 있고, 개인적인 이야기를 할 때 자의식을 느낄 수도 있어. 가족과 많은 시간을 보내고 싶지 않을 수도 있지.

성장하고 책임을 지는 것의 좋은 점은 네가 가족과 무엇을 함께하고 싶은지 더 잘 제안할 수 있다는 거야. 예를 들어, 너는 이젠 더 이상 엄마, 아빠와 베개 싸움을 하고 싶지 않을 수 있어. 그 대신 다른 것을 시도해 보자고 제안할 수 있어.

네가 이렇게 빠른 변화를 겪을 때, 이따금 파도가 일렁이는 바다를 항해하기 위해서는 가족의 지원이 필요할 거야. 예를 들어, 사이가 좋지 않은 형제자매가 있을 수 있어.(항상 사이좋게 지낸다면 운이 좋은 거야!) 너와 너의 가족은 같이 시간을 보내면서 서로 가까워지는 방법을 찾을 수 있어. 어떤 가족은 날을 정해서 보드게임을 하거나 함께 영화를 보거나 저녁을 먹어. 가족 간 유대감을 위한 좋은 아이디어야.

가족들과 대화를 시도해 볼 수도 있어. 아마 너는 부모님이나 다른 가족 구성원에 대해 궁금한 점이 있을 거야. 네가 가족들에게 물어볼 수 있는 몇 가지 질문들을 보여줄게.

- 당신이 가진 한 가지를 바꿀 수 있다면, 무엇을 바꾸겠습니까?
- 무인도에 가지고 갈 세 가지를 말해보세요.
- 새로운 가족 규칙으로 어떤 규칙을 만들겠습니까?
- 오늘의 감사한 일 세 가지를 말해보세요.
- 다음 휴가지를 고를 수 있다면, 어디로 가겠습니까?
- 새로운 취미를 배울 수 있다면, 무엇을 선택하겠습니까?
- 말할 때마다 노래를 부르는 게 나을까요, 아니면 속옷 차림으로 직장(또는 학교)에 가는 게 나을까요?

대화를 나누면 가족이 서로 더 가까워질 수 있어. 위와 같은 질문들이 가족 구성원에 대해 더 많이 알게 되는 재미있는 방법이 될 거야. 너는 아마 그들의 대답에 놀랄 거야!

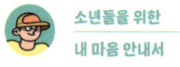

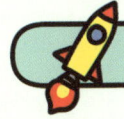 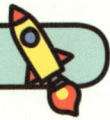

좋아하는 것들을 모아봐!

★ 추억 스크랩북 만들기 ★

사진이나 그림 또는 너에게 의미 있는 것들을 모아서 추억 스크랩북에 넣어봐. 좋은 시간, 힘든 시간을 추억으로 간직하면 나이가 들어감에 따라 너만의 관점을 얻는 데 도움이 될 수 있어. 이 추억들은 네가 얼마나 성장했는지 보여줄 거야. 지금의 네 삶에서 미래에 기억하고 싶은 것들에 대해 쓰거나 그림을 그려봐.

경계

가족 관계에서 경계가 구체적으로 어떻게 중요한지 알아보자. 가족 구성원이 각자의 사생활을 존중하는 건 중요해. 어느 정도 자라고 나면 형제자매가 노크하지 않고 네 방에 들어오는 걸 원하지 않을 수 있어. 경계는 집과 비슷해. 집에는 마당이 있고 사람들이 마당에 들어올 수 있도록 문이 있어. 너는 마당에 몇 사람이 들어오는 건 괜찮지만 집 안까지 들어오는 건 내키지 않을 수 있어. 또 집 안에 들어오는 건 상관 없지만 네 방까지 들어오는 건 원치 않을 수 있지. 가까운 사람일수록 너의 개인적인 공간으로 들어오는 게 편안하게 느껴질 거야.

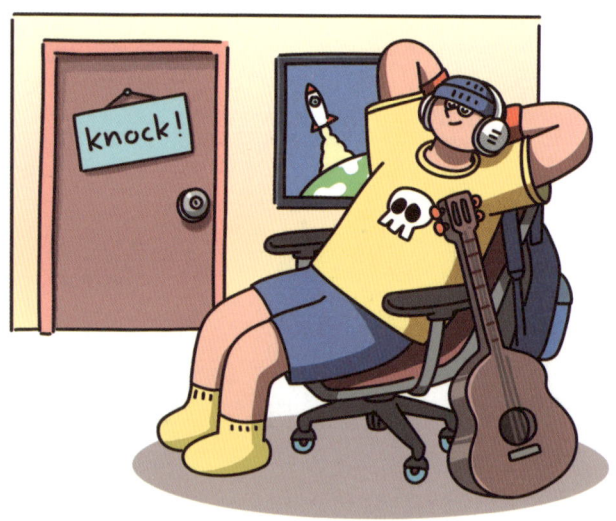

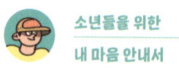
소년들을 위한
내 마음 안내서

가족들은 너와 가깝게 지내기를 바라겠지만 너는 스스로 너의 경계를 정할 수 있어. '나' 진술을 사용해서 경계를 정해봐. 예를 들어, "너는 나를 화나게 했어. 네가 노크도 하지 않고 내 방에 들어왔잖아."라고 말하는 대신, "나는 화가 나. 노크하지 않고 내 방에 들어오면."이라고 말할 수 있어. 차이를 알겠니? 첫 번째 진술은 다른 누군가를 비난하면서 너의 기분을 말하고 있어. 이런 경우 일반적으로 상대방이 반론을 하게 돼.("전엔 그냥 들어왔잖아. 노크 안 해도 괜찮은 줄 알았어!") 두 번째 진술은 단순히 네가 어떻게 느끼는지 말하고 있어. 이렇게 이야기하면 아무도 반박할 수 없어.

멘토와 롤 모델

우리가 자기 자신에 대해 배우는 방법 중 하나는 더 많이 겪어본 누군가, 즉 멘토라고 일컬어지는 사람의 경험을 듣는 거야. 부모님이나 코치, 선생님 또는 다른 믿을 수 있는 어른과 같이 네가 알고 존경하는 모든 어른이 멘토가 될 수 있어. 좋은 멘토는 네가 성장하는 데 도움이 되는 특성을 가지고 있어. 네 말을 잘 들어주고, 너에 대해 질문하고, 너의 경계를 존중해. 좋은 멘토는 정직하고 솔직해. 네가 알 필요가 있는 받아들이기 힘든 진실을 말해줄 거라는 뜻이야. 예를 들어, 멘토는 네가 공부를 충분히 하지 않았기 때문에 시험을 잘 못 봤다고 말해줄 수 있어. 너는 그 말에 항의하고 싶을 수도 있지만 마음속으로는 그들이 옳다는 걸 알 거야. 좋은 멘토는 불편하더라도 네가 감정적으로 성장하도록

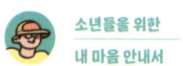

북돋을 거야.

멘토는 질문에 대한 답을 통해 너를 도와줄 수 있어. 하지만 멘토도 너와 같은 사람이라는 걸 기억해. 멘토라고 하더라도 항상 완벽하지는 않다는 뜻이야. 멘토가 너를 실망시키는 말이나 행동을 할 수 있어. 너는 그들에 대한 네 감정을 의심할 수도 있어. 하지만 괜찮아. 좋은 멘토라면 네가 느끼는 감정에 대해 대화를 나눌 준비가 되어 있을 테니까. 친구하고는 토론하고 싶지 않은 것들에 대해 말할 수 있기 때문에, 멘토는 우리 삶에서 중요한 사람들이야. 예를 들어, 어려운 관계에 대해 조언을 구하거나 교내 활동에 대한 조언이 필요한 경우처럼 말이야. 여러 기관에서 제공하는 좋은 멘토링 프로그램을 활용해 볼 수 있어.

롤 모델은 멘토처럼 우리가 존경하는 어른을 말해. 그러나 롤 모델의 경우 너와 친분이 없을 수 있어.(물론 관계를 발전시키면 롤 모델이 멘토가 될 수 있어.) 롤 모델은 네가 바라는 자질을 가진 사람이기 때문에 멀리 있더라도 그 사람을 존경할 수 있어. 단순히 유명하다는 이유로 누군가를 존경하기는 쉬워. 네가 그들의 어떤 점을 존경하는지 스스로에게 물어봐야 해. 혹시 그 사람의 인스타그램 팔로워가 많기 때문이니? 아니면 네가 개발하고 싶은 특성을 갖고 있기 때문이니?

아무도 너에게 롤 모델로 삼아야 할 사람이 누구인지 정해줄 수 없고 정해줘서도 안돼. 너는 스스로 롤 모델을 선택할 수 있어. 하지만 네가 어떤 사람을 롤 모델로 삼고 싶은지 곰곰이 생각해 보고, 자유롭게 선택해야 해. 네가 개인적으로 알고 있는 누군가 네가 갖고 싶은 자질을 갖추고 있다면 너는 그들을 존경할 거야. 그리 유명한 사람이 아니더라도 너는 그들의 정직함과 진정성을 존경하는 거지. 혹은 그들이 네가 정말 관심 있는 직업이나 취미를 가지고 있을 수 있어. 그러한 직업과 취미를 가진 사람들도 훌륭한 롤 모델이 될 수 있어.

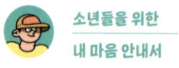

 나의 롤 모델

다음은 좋은 롤 모델의 몇 가지 특성이야. 너는 어떤 특성을 가지고 있는 사람을 롤 모델로 삼고 싶니? 다섯 가지를 골라 동그라미 표시를 해봐. 아래 목록에 없는 중요한 특성이 떠오르면, 얼마든지 추가해도 좋아!

웃긴 인정 많은
용기 있는 창의적인
열정적인 재미를 추구하는
이해심 있는 겸손한
믿을 수 있는 자신감 있는
잘 들어주는 친절한
솔직한 열린 마음
충실한

4장 나를 마주하고 탐구하기

네 감정을 잘 이해하게 되었다면, 이젠 너를 둘러싼 더 넓은 세계와 네가 어떤 관계를 맺고 있는지 탐험할 차례야. 네 주변에 관심을 기울이면, 너는 다른 사람의 감정을 헤아리는 방법을 배우고 몰랐던 네 모습을 발견하게 될 거야. 교실과 가정, 미디어 환경 등 공동체에서 네가 어떤 고정관념과 편견을 마주하고 있는지 살펴보자. 때때로 불편하겠지만, 네 감정을 행동으로 옮기는 용기를 낸다면 다양한 사람들을 포용하고 함께 살아가는 방법을 알게 될 거야. 아무도 상처받지 않는 세상을 위해 주변을 살뜰히 돌보고 행동하는 네 모습, 기대되지 않니?

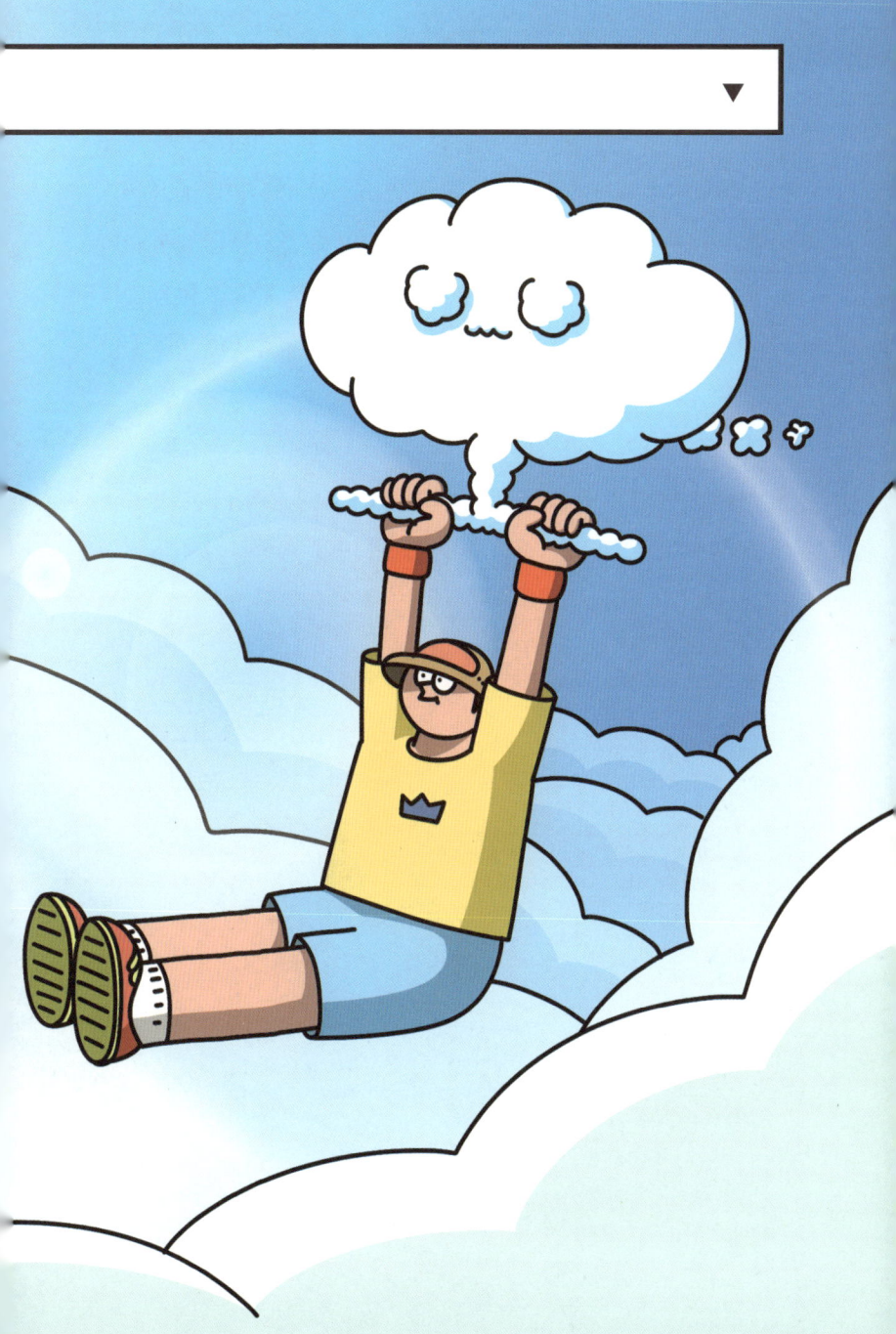

멋진 소년, 멋진 남자?

이 책의 제목은 '소년들을 위한' 내 마음 안내서야. 여기까지 읽는 동안, 책 제목에 대해 크게 의심하지 않았을 거야. 이 책을 읽고 있는 너는 아마 소년이고, 멋진 남자가 되기 위해 이 책을 집었을 테니까 말이지. 그런데 멋진 남자라는 게 도대체 뭘까?

'남자다움'에서 '나다움'으로

너의 상상 속 멋진 남자는 어떤 모습을 하고 있니? 교실에서 인기 있는 친구일 수도, TV에 나오는 잘생긴 아이돌일 수도 있겠지. 각종 기록을 갱신하는 국가대표 운동선수나 예쁜 애인을 사귀며 돈도 잘 버는 유튜버일 수도 있고 말이야. 그런데 네가 부러워하는 멋진 남자의 모습은 사회가 요구하는 성역할, 즉 남성성에 부합하는 사람일 가능성이 커. 흔히 이런 말들을 하곤 하잖아. "이런 게 진짜 남자지!", "남자가 말이야~" 따위의 말들 말이야. 혹은 "군대를 다녀오지 않은 사람은 남자가 아니지."라며 건강한 신체를 갖추고 어려움을 견뎌내야만 진짜 남자가 되는 것처럼 이야기하기도 하지.

그러다 보니 네가 가지고 있던 '남자답지' 않다고 여겨지는 모습들은 서서히 지워졌을지도 몰라. 친구의 마음을 헤아려준다든지, 점심시간에 축구를 하는 대신 연습장에 그림을 그리며 좋아하는 모습 말이야. 그런 모습은 '남자답지' 못하다고 여기는 주변 시선이 더 익숙할 테니까. 어쩌면 남자답다는 틀에 맞춰 너만의 개성이 사라지는 걸 받아들이고 있을지도 모르겠다.

조금 이상하지 않니? 수많은 사람이 모여 사는 이 넓은 세상을 여자와 남자라는 단 두 개의 범주로 나누고 그에 따른 역할을 정해버린다니 말이야. 그 역할에 나를 맞춰가는 게 옳은 걸까? 그게 가능하긴 한 걸까? 우리는 소년이 아니라 소년'들'인걸. 100명의 소년이 있다면, 100가지의 남자다움, 아니 자기다움이 있는 거지. 그렇게 각자의 모습을 인정하다 보면 비좁은 틀에 나를 끼워 맞춰야 하는 괴로움에서 자유로워질 수 있을 거라 생각해. "남자들은 다 그래."라는 말에 "정말 그래?"라고 반문해 보자. 너의 진짜 모습을 찾기 위한 첫 번째 시도가 될 거야.

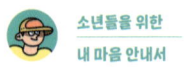
소년들을 위한
내 마음 안내서

'멋진 남자'가 되려면

네가 어떤 상황에서 남자다운 행동을 해야만 할 것 같다고 느끼는지 생각해 보자. 아마 혼자 다닐 때보다 여럿이 뭉쳐 다닐 때 남자다움을 더 과시하고 싶었을 거야. 그런 충동은 네가 남자들의 세계에서 살아남기 위한 전략일 테지. 남자 친구들끼리 함께 있을 때면 사람들이 많은 길거리에서 괜히 크게 욕을 내뱉거나, 채팅방에 공유되는 성적인 농담에 웃으며 넘어가는 경우가 생기기 마련이야. 아마 남자다움을 뽐내기 위해 여자아이들을 깔보거나 거리를 두는 일도 겪게 되지. 눈앞에서 폭력을 보고도 개의치 않게 넘어가기도 하고 말이야.

그런 모습을 더 많이 보여줄수록 또래 친구들이 함부로 대하지 못하는 '진정한 남자' 취급을 받아. 자연스럽게 무리의 분위기를 좌우하는 리더가 되는 거지. 서로를 상남자, 하남자라고 부르며 급을 나누던 농담은, 결코 단순한 농담이 아니었던 거야. 너는 그런 또래 문화 속에서 남자답지 못하다고 무시당하지 않기 위해 찝찝한 농담과 행동에 웃고 넘어갔을 거야.

한 가지 이상한 건, 그런 농담이나 행동이 점차 익숙해진다는 거야. 그러다 보면 어느새 '멋진 남자'가 되려 했던 자신의 모습은 '하찮은 남자'의 탈이 되고 말아. 하찮은 남자란 자신의 약함을 드러내지 않기 위해 누군가를 차별하고 혐오하는 찌질함을 가진 사람이야. 찝찝한 감정의 실체를 마주하지 않고 그런 말과 행동에 무뎌지다 보면 너는 어느새 남들이 느끼는 불쾌감을 이해하지 못하는 사람이 될지도 몰라. 남자답게 보이기 위해 했던 행동이 누군가를 다치게 하고 있었던 거지. 이를 알아차린 후엔 떨쳐내기 힘들 정도로 몸에 단단히 붙어 있는 상태라, 원래 모습을 찾기가 아주 어려워.

 이런 모습이 정말 네가 원하던 '멋진 남자'의 모습이니? 너도 느꼈겠지만 정말 멋진 사람은 사람들 사이에 서열을 매기고 자신보다 약해 보이는 친구를 얕잡아 보는 행동을 하지 않아. 오히려 친구끼리 서로의 급을 나누고, 남자답지 않다는 이유로 낄낄대고, 폭력적인 농담을 지적받았을 때 "난 잘못한 게 없다."라며 버럭 하는 사람은 '하찮은 남자'라고 해야겠지. 네가 되고자 하는 사람이 이런 초라한 사람은 아닐 거야.

행동하는 나

"남자는 울어도 돼, 남자도 뭐든지 할 수 있어."라며 용기를 주고 이 글을 끝낼 수도 있지만, 그렇지 않은 건 이 불편한 이야기가 꼭 필요하다고 생각했기 때문이야. 네가 어떤 사람이든 될 수 있고, 무엇이든 할 수 있다는 말을 아무렇게나 해도 된다는 것으로 오해하지 않았으면 해.

 사람들과 더불어 살아간다는 건, 무조건 '내 마음대로' 할 수는 없다는 뜻이기도 해. 내 마음대로 하려는 순간 처음의 의도와 달

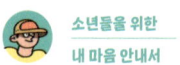

리 하찮은 사람이 되어 있을 거야. 그럼 어떻게 해야 할까? 내 마음에 귀를 기울이듯 친구의 마음에도 귀를 기울여야 해. 그렇게 서로의 마음을 잘 보살피고, 남자다움에 사로잡혀 하찮은 사람이 되지 않도록 스스로를 잘 길러가야 하지.

 이 책은 우리의 '마음'으로 시작했지만, 결코 마음에서 끝나지 않아. 한 명 한 명의 마음과 생각이 모여 사회를 만들기 때문이야. 마음은 마음으로만 머물지 않고 우리가 공유하는 행동과 규범을 만들어. 네가 깨친 마음을 선한 행동으로 연결해 내는 일이 쉽지만은 않겠지만, 함께 잘 살아가기 위해서는 꼭 필요한 용기야. 멋진 소년, 멋진 남자를 한 가지로 정의할 순 없겠지만, 멋진 사람이 되어가는 마음의 방법은 분명 있다는 걸 기억해!

평등한 우정을 가꿔봐

지금까지 '남성성'에 대해 이야기를 나눴어. 이번엔 좀 더 일상 가까이 들어와서, 함께 어울리는 친구들을 떠올려 보자. 지금 네가 속해 있는 무리가 있니? 주로 함께 시간을 보내는 친구들 말이야. 함께 어울리는 무리 속에서 우리는 과연 건강한 관계를 맺고 있을까?

나의 친구 관계 돌아보기

수직적관계와 수평적관계에 대해 들어본 적 있니? 수직적관계는 동등한 관계가 아니라 위아래의 위계적 차이를 가지는 관계, 즉 권력관계가 동등하지 않은 관계를 말해. 어려운 표현이 많지? 한마디로 함께 어울리는 무리 속에 보이지 않는 지위나 계급이 존

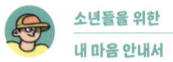

재한다는 거야. 한편 수평적관계는 비슷한 직급 간의 관계를 의미해. 친구들끼리의 관계라면 서로 동등한 입장이니, 수평적관계인 게 당연하지!

그런데 과연 실제로도 그럴까? 주로 선배와 친하거나 다른 학교에 아는 친구가 많은 경우 또는 운동이나 게임을 잘하는 경우 무리 속에서 인정을 받고 다른 친구들이 함부로 대하지 않지. 그 친구가 이른바 '짱'이 될 자격이 있다고 무의식적으로 생각하면서 말이야. 반면, 함께 어울리긴 하지만 편하게 장난을 치거나, 무례한 말을 건네도 될 것만 같은 친구들도 있을 거야. 단순히 더 친하거나 덜 친해서 그런 걸까? 무리 속에서 대부분의 친구들이 누군가에겐 조심스럽게, 누군가에겐 함부로 행동한다면 수직적관계를 의심해 봐야 해.

'나와 친구들은 서로 편하게 지내는 수평적관계야!'라고 생각해도 안심하긴 일러. 네가 생각할 땐 수평적관계인데, 다른 친구들은 그렇게 생각하지 않을 수도 있거든. 너에겐 그저 재밌는 장난인데 다른 친구들은 찝찝한 마음을 갖고 있거나 어쩔 수 없이 동의했을 수 있다는 거야. 네 말이 별로 웃기지 않은데 네가 화를 낼까 봐 웃어준다거나 너의 장난이 심하다고 생각하면서도 너랑 멀어지면 손해를 볼까 봐 괜찮은 척하면서 말이야.

그럼 수직적관계에는 어떤 문제가 있을까? 수직적관계는 잘못된 또래 문화로 이어지기 쉬워. 먼저 서로 낼 수 있는 목소리의 크기가 달라져.(여기서 목소리의 크기는 실제로 귀에 들리는 소리의 크기가 아니라 의견을 주장하고 이끄는 힘이라고 생각해 줘.) 몇몇 친구들이 내는 의견은 원하지 않아도 거부하기 힘들어지고, 장난을 받아주지 않기도 곤란한 거지. 예를 들어, 체육 시간에 한 친구가 주도적으로 이끌면 탐탁지 않아도 그에 맞춰 따라간다거나, 성적인 농담을 주고받을 때 불편해도 웃어넘기기도 해. 겉으로 보기엔 싸우는 것도 아니고 즐거워 보이지만 그 속을 자세히 들여다보면 상처받는 사람이 있는 불안하고 폭력적인 관계라는 거야.

또 폭력을 묵인하며 그것에 익숙해질 수 있어. 수직적관계에서는 장난이라는 말로 폭력을 가리기 쉬워져. 함께 수영장을 갔을 때 성기 크기에 대한 농담을 주고받거나 심지어 장난이라며 보여주기를 요구하기도 하지. 마치 당연하고 쿨한 일처럼 말이야. '이게 재미있는 건가?' 하고 미처 생각해 보기도 전에 다들 동조하는 분위기에 찬물을 끼얹기 싫어서 얼떨결에 함께하게 되고, 네가 상처를 입는 동시에 다른 친구들에게 상처를 주는 거지. 하지만 성기 크기에 대해 원하지 않는 농담을 한다거나, 보여달라고 요구하는 것은 분명 폭력이야.

이런 친구들과 어울릴 때 또는 이런 친구들을 바라볼 때 너의 속마음은 어땠니? '이 정돈 괜찮아.', '나쁘지 않아.' 등 스스로를 방어하려는 말 뒤에 감춰둔 네 진심 말이야. 혹시 '내가 놀림감이 되지 않아 다행이다. 당하지 않으려면 동조해야겠다.'라든지,

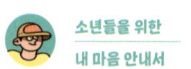

'저 친구가 딱해 보이지만 가만히 있는 게 좋겠다.'라고 생각하지는 않았니? 이런 문화가 계속된다면 진정한 친구를 만들긴커녕 결국엔 모두에게 불안하고 힘든 관계가 되고 말 거야. 심지어 학교폭력으로 이어질 수도 있지. 이건 한두 명의 잘못이라기보다는 모두의 책임이야. 우리의 문화는 함께 만들어나가는 거잖아!

수평적관계로 나아가는 법

어떻게 하면 수직적관계에서 벗어난 건강한 또래 문화를 가꾸어 나갈 수 있을까? 일단 함께하고 있는 무리에서 친구들끼리 서로 비슷한 크기의 목소리를 내고 있는지 늘 확인해야 해. 한 친구의 의견이 특히 더 잘 받아들여지거나, 심한 장난이 유독 한 친구에게 집중되지는 않는지 예민하게 살피고 점검해 보자. 쉽게 보이지 않는 위계를 발견해 내고 그걸 무너뜨리는 거야!

다음으로, 올바른 행동과 아닌 행동을 구분하고 네 판단에 따라 행동해야 해. 성기 크기를 비교하거나 보여달라는 요구, 음담패설 등 잘못된 행동은 모두가 즐겁든 그렇지 않든 결코 옳지 않아. 친구들이 함께하는 장난이라는 이유로, 함께하지 않으면 내가 소외될까 두렵다는 이유로 폭력을 방관하거나 행사하지 말자.

여럿이 어울리는 것 자체가 나쁘다는 게 아니야. 중요한 건 그 무리 안에서 모두가 동등한 위치로 마음 편히 존재할 수 있는지!

수평적관계로 건강한 또래 문화를 만들어 나갈 너를 항상 응원할게!

> ★ 너를 위한 조언 ★
>
> 함께 어울리는 친구가 나에게(또는 친구에게) 상처가 되는 장난을 하는데 말하기 곤란해요.
> - 단호하게 하지 말라고 이야기한 후 내가 느낀(또는 다른 친구가 느낄) 감정을 이야기하면 가장 좋겠지. 하지만 그렇게 하기 곤란할 수 있어. 그럴 땐 웃지 않음으로써 네 감정을 표현하거나 그 자리를 피하는 것이 도움이 될 거야.
>
> 친구들과 수직적관계를 맺고 있는 것 같아요. 어떻게 하면 수평적관계로 나아갈 수 있을까요?
> - 먼저 우리 모두가 똑같이 소중한 사람이라는 것을 인식하는 것이 가장 중요해. 누군가 큰 목소리를 내는 것이 부당하게 느껴진다면 친구들과 속마음을 이야기해 보자. 만약 그게 어색하게 느껴진다면 네가 먼저 작은 시작을 해보는 건 어떨까? "이 생각도 괜찮은데?"라며 은근한 무시를 당했지만 주의깊게 들어보니 좋은 의견을 낸 친구의 편을 들어준다거나, "그건 좀 심하잖아."라며 아무도 지적하지 않았던 폭력적인 장난을 되짚어볼 수도 있어. 말 한 마디에 대한 관심이 수평적관계로 나아가도록 도와줄 거야.

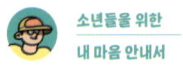
소년들을 위한
내 마음 안내서

나의 친구 관계는?

안전한 관계를 맺기 위해서는 지금 어떤 관계를 맺고 있는지 먼저 파악해 봐야겠지? 아래 문장 중 너에게(또는 같은 무리 친구들에게) 해당하는 것에 ✔ 표시를 하고, 총 개수를 세어 봐.

☐ 함께 어울려 다니는 친구가 많을수록 뿌듯하고 든든하다.
☐ 어떤 친구에게 밉보일 경우 무리에서 배제될까 봐 걱정한다.
☐ 어떤 친구에겐 장난치기 쉽지만 또 어떤 친구에겐 장난치기 어렵다.
☐ 친구들이 잘못된 행동을 했을 때 지적하기 어렵다.
☐ 딱히 하고 싶지 않은 행동을 친구들이 부추겨서 한 적이 있다.
☐ 혼자서는 하지 않을 못된 행동을 친구들과 함께 있을 때는 하곤 한다.
☐ 친구의 행동으로 기분이 상했지만 화내기 곤란해 그냥 넘어간 적이 있다.
☐ 선배와 유독 친하거나 다른 학교에 '인맥'이 있는 친구는 대하기 조심스럽다.
☐ 몇몇 친구들은 무리한 부탁을 하곤 한다.
☐ 무리에서 친구들에게 놀림당하는 친구를 보며 그게 내가 아니라 다행이라는 생각을 한 적이 있다.

 2개 이하라면 아주 잘 하고 있어. 안전한 친구 관계를 위해 더 노력해 보자!

'진짜' 멋진 온라인 세상으로

 앞에서 다루었던 소셜 미디어 안전 수칙을 잠깐 떠올려 볼까? 소셜 미디어에 게시된 내용이 현실과 구분하기 어려울 정도로 비슷하기 때문에 매우 신중하게 행동해야 한다고 했잖아.
 실제로 주변을 둘러보면 현실의 많은 것이 소셜 미디어를 통해 공유되고 있어. 스마트폰으로 직접 갈 수 없는 곳에 대해 알아보고, 멀리 떨어진 친구들의 이야기를 듣지. 새로 나온 노래나 춤을 따라 하는 챌린지 영상을 만들어서 유행에 동참할 때도 있어. 그래서 소셜 미디어는 잘 활용하면 필요한 정보를 얻고, 가까운 사람들과 일상을 공유하는 편리한 수단이 될 수 있어. 그런데 소셜 미디어 속 모습은 현실과 너무 닮아있어서 비판적으로 바라보는 데 소홀해지기 쉬워. 별 생각 없이 지나치기 쉬운 몇 가지

사례들을 살펴보자.

소셜 미디어에 자주 보이는 게임 광고를 떠올려 볼까? 전투력을 겨루는 게임에서 유독 여자 캐릭터는 맨살이 노출되는 옷을 입고 싸울 때가 많아. 아니면 이야기 속에서 주로 누군가의 도움을 기다리고 있지. 또는 방송에서 다른 사람의 외모를 놀리거나 누군가를 괴롭히는 장난을 웃음거리로 삼기로 해. 심지어 동물을 학대하는 비윤리적인 영상이 '장애물 피하기', '투명 벽 부딪히기' 등 챌린지라는 명목으로 유행하기도 했었지. 동물들이 괴로워하는데도 보기에 귀엽고 재밌다는 이유로 한동안 인기를 끌었어.

이런 식으로 온라인 콘텐츠는 만드는 사람의 의도에 따라 현실 속 편견과 차별을 강조하거나 괜찮은 것처럼 느끼게 만들어. 이러한 콘텐츠를 자주 접하게 되면 나도 모르게 편견과 차별에 무뎌지기 마련이지.

'그런 콘텐츠는 안 보면 되잖아!'라고 생각할 수도 있을 거야. 먼저 네가 양심적으로 소셜 미디어를 사용해야겠다고 마음먹었다면 아주 좋은 시도야. 그런데 애초에 네가 무엇을 보거나 보지 않을지 판단할 수 있는 선택지가 어느 정도 제한되어 있다는 것을 알고 있니?

물론 온라인 환경에서 무언가를 보려면 네 의지로 직접 스마트폰 화면을 터치해야 해. 그렇지만 아마 너는 쇼핑몰에서 신발을 몇 번 구경하고 나서, 그것과 전혀 연관 없는 소셜 미디어에 접속했는데도 한동안 신발 광고가 뜨는 걸 경험해 본 적이 있을 거야. 혹은 네가 좋아하는 가수의 영상이 연이어 추천 영상으로 떴던 적은?

온라인 세상은 너의 반응에 따라 네가 관심을 가질 법한 특정한 콘텐츠에 더욱 쉽게 노출되도록 만들어졌어. 그런데 여기에는 너의 고유한 관심사뿐만 아니라 너와 비슷한 연령대와 성별, 국적(문화권)을 가진 사람들의 반응도 반영돼. 그러니까 네가 건전한 것만 보려고 해도 온라인 환경에서 유해한 콘텐츠를 피해가기는 쉽지 않은 일이야. 특히 한눈에 봐도 자극적이고 폭력적인 콘텐츠는 사람들의 반응을 쉽게 이끌어내기 때문에 매우 빠르게 퍼져나가지.

온라인 세상을 바꿔봐

그렇다면 우리가 할 수 있는 일은 없을까? 우리는 콘텐츠를 보기도 하고 직접 만들기도 하면서 많은 시간을 온라인에서 보내잖아. 그러니까 우리는 온라인 세상이 누구에게나 안전하고 즐거운 공간이 되도록 노력할 책임이 있어. 그러려면 일단 어떤 콘텐츠가 유해한지 알아야겠지? 이럴 땐 그걸 보면서 불편해하는 사람이 있지는 않을까 생각해 보면 돼. 나는 물론이고 친구, 가족 또는 내가 자주 가는 장소나 길거리에서 만나는 사람 누구에게나

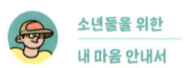

말이야. 편히 웃거나 즐길 수 없는 사람이 떠오른다면, 누군가를 소외시키고 웃음거리로 삼고 있지는 않은지 생각해 봐야 해.

만약 네가 다른 사람의 입장과 감정을 살피는 데 익숙하지 않다면 그걸 알아채는 데 꽤 많은 노력이 필요할 수도 있어. 네가 그저 장난이나 농담이라고 여겨온 것들이 누군가에게는 차별과 폭력이라는 걸 알게 될 수도 있지. 하지만 그걸 깨닫는다면 넌 분명 지금보다 훨씬 멋진 사람으로 성장할 거야. 그 방법에 대해서는 다음 장에서 좀 더 알아보기로 하자.

다른 사람의 불편함을 헤아리기 시작했다면, 이제는 네가 깨달은 걸 표현할 차례야. 유해한 콘텐츠가 퍼지지 않도록 애플리케이션이나 사이트 등에 마련된 창구로 신고하거나 '싫어요' 버튼을 누르는 것처럼 반응해야 해. 그렇지 않으면 온라인 세상 속 폭력이나 범죄를 돕게 될 수도 있어.

너는 보기만 했을 뿐인데 그게 무슨 말이냐고? 네가 어떤 유해한 영상을 시청한다고 해보자. 그러면 그 영상의 조회수가 올라가겠지. 조회수가 높은 영상은 더 자주, 더 많은 사람에게 소개될 거야. 점점 더 많은 사람이 그 영상을 보게 되고, 또 많은 반응을 얻어 소개되고, 이런 과정이 반복되면서 유해한 콘텐츠가 널리 퍼지는 굴레가 만들어지는 것이지.

우리는 소셜 미디어를 통해 많은 사람과 연결되어 있어. 댓글로 사람들과 의견을 주고받을 수도 있고, 심지어 채팅창으로 상대방에게 말을 걸어 대화를 나눌 수도 있지. 그러니까 댓글이나 채팅창 등으로 유해한 콘텐츠를 만드는 사람에게 직접 의견을 전달하는 것도 좋은 방법이야. 그런데 가끔은 문제가 있어 보이는 콘텐츠의 댓글에 재미있다는 칭찬만 가득한 경우도 있어. 이럴 땐 선뜻 의견을 내기 어렵지. 불편하다는 댓글을 남겼다가 본인은 재미있으니 불편하면 보지 말라는 반응이 따라오기도 하고 말이야. 그런데 정말 그럴까? 나만 안 보면 괜찮은 걸까?

물론 유해한 콘텐츠를 보지 않는 것도 의견을 표현하는 하나

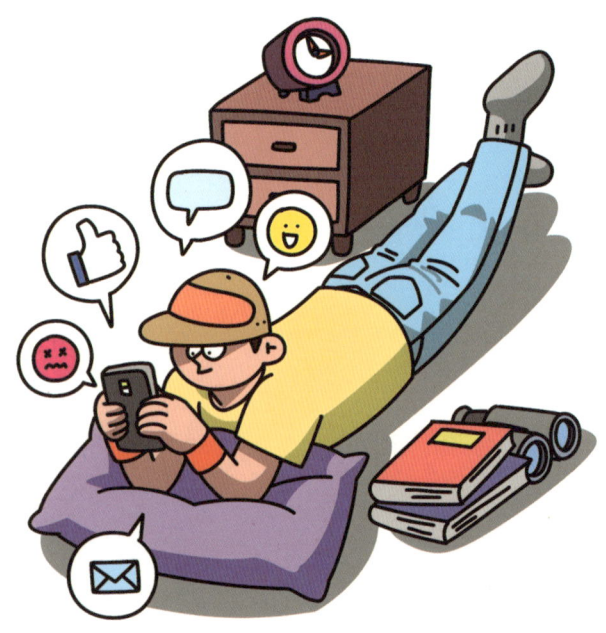

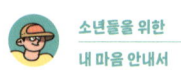

의 방법이 될 수 있어. 보지 않는 사람들이 많아지면 자연스레 조회수는 적어질 테니까. 그렇지만 신고하거나 불편하다는 반응을 하지 않으면 이러한 콘텐츠와 비슷한 콘텐츠들이 계속 등장할 거야. 결국에는 나에게 불편한 영상들이 온라인 세상에 더욱 많아지겠지. 하지만 네가 용기를 내서 좀 더 적극적으로 의견을 표현한다면 그걸 본 다른 사람들이 같이 용기를 낼 수도 있어. 함께 목소리를 내는 사람이 많아질수록 유해한 콘텐츠들은 점점 줄어들 거야.

처음부터 무리하지 않아도 괜찮아. 네 생각에 확신이 들지 않을 수도 있어. 그럴 땐 '내가 이상한 건가?'라고 의심하기보다는 '이 콘텐츠의 어떤 점이 불편하지?'라고 생각해 보면 도움이 될 거야. 부모님이나 보호자, 선생님 등 주변의 믿을 수 있는 어른에게 조언을 구하는 것도 좋은 방법이지. 중요한 건 네가 불편함을 느낄 때 그냥 지나가기보다는 네 감정을 알아보려고 노력하는 거야. 네 감정을 이해하고 불편함의 근거를 발견할수록 더 용기를 낼 수 있을 테니까 말이야.

마지막으로, 네가 소셜 미디어를 이용하고 콘텐츠를 공유할 때도 너의 말과 행동이 누군가에게 불편하지는 않을지 생각해 봐야 해. 이름과 얼굴이 드러나지 않아도, 여러 사람이 정보나 의견을 주고받으며 더불어 살아간다는 점에서 온라인 세상은 현실과 크게 다르지 않아. 함께 잘 지내려면 모두에게 안전하고 편안한 공간이 되어야겠지?

　우리는 좋은 콘텐츠를 많은 사람과 나누며 '진짜' 멋진 온라인 세상을 만들어 갈 수 있어. 그런 세상에 편견과 차별, 혐오가 설 자리는 없는 건 너무나 당연하잖아. 공동체를 위해 행동하는 '진짜' 멋진 남자 캐릭터가 등장하는 웹툰, 혐오에 맞서 연대의 메시지를 전하는 챌린지 등 우리가 함께 살아가고 싶은 모습을 담아 온라인 세상을 바꿔보자.

 **나의 온라인 생활은?**

지금까지 건강한 온라인 문화를 만들어가려면 어떻게 해야 하는지 살펴봤어. 배운 내용을 토대로 나의 온라인 생활을 점검해 보자. 해당하는 문장에 ✓ 표시를 하고 몇 개나 되는지 세어봐.

☐ 나에게 도움이 되는 콘텐츠를 직접 탐색, 선택해서 시청한다.
☐ 콘텐츠에서 나와 다른 의견을 다루더라도 존중한다.
☐ 소셜 미디어가 보여주는 걸 곧이곧대로 믿지 않는다.
☐ 내가 주로 시청하는 영상의 성격에 따라 나에게 추천되는 영상이 달라진다는 것을 알고 있다.
☐ 어떤 콘텐츠를 공유하거나 '좋아요'를 누르기 전에 사실인지 확인한다.
☐ 유해한 콘텐츠를 보면 신고하거나 '싫어요'를 누른다.
☐ 콘텐츠를 만들 때 개인 정보나 사생활을 포함하지 않도록 유의한다.
☐ 콘텐츠를 만들거나 공유할 때 이로 인해 불편한 사람이 없을지 확인한다.
☐ 콘텐츠를 공유할 때 출처를 반드시 표시한다.
☐ 내가 공유한 콘텐츠에 대한 사람들의 반응을 꾸준히 모니터링하고 합당한 반응은 수용한다.

 만약 2개 이하라면 꾸준한 점검이 필요해. 앞서 배운 내용을 실천해 보고 일주일 후에 다시 해당하는 문장에 표시해 보는 거야!

이번에는 주변 사람들에게 공유해 주고 싶은 좋은 콘텐츠의 기준을 만들어 보자. 그리고 그 기준으로 내가 재미있게 본 콘텐츠를 평가해 보는 거야.

사회적 약자에 대한 혐오 표현이 등장하지 않는다.

다양한 신체를 가진 사람들이 등장한다.

어때, 네가 본 콘텐츠가 꽤 괜찮은 평가를 받았니? 그렇지 않았다 하더라도 상심하지는 마. 없으면 직접 만들면 되지! 네가 만들고 싶은 콘텐츠를 구상해 보고, 실제로 네가 즐겨 사용하는 소셜 미디어에 올리고 평가해 봐.

제목	
내용	
한줄평	

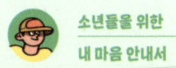

소년들을 위한
내 마음 안내서

내 안의 혐오에 맞서기

우리가 살아가는 세상은 안전한 곳일까? 누군가에게는 안전한 세상이겠지만, 다른 누군가에게는 자기 존재를 부정당하고 심지어 물리적 위협을 받는 위험한 세상이기도 해. 사회적으로 기준이 되는 가치에서 벗어나거나 다른 가치를 가지고 있는 사람들을 사회적 소수자라고 불러. 단순히 그 수가 적어서 소수자라고 하는 건 아니고, 그 수가 많더라도 힘을 가진 사람들과 다른 특성을 가지면 소수자가 되기도 하지.

우리는 인종, 국적, 성별, 종교, 장애, 성적 지향 및 정체성 등 사람이 가지고 있는 일부 특성에 불과한 것들에 '정상'과 '비정상'이라는 이름을 붙여 구분하기도 해. 소수자에게는 우리가 살아가는 세상이 안전하지만은 않아.

일상 속 혐오 표현 마주하기

소수자들은 지금 이 순간에도 세상의 크고 작은 차별과 혐오를 겪어내고 있어. 우리 일상을 한번 돌아볼까? 무언가 서툴거나 실수하는 모습을 보고 '장애인 같다.'라고 우스꽝스럽게 표현하거나 놀리곤 하지. 어떤 일에 능숙하지 못한 것이 장애인을 대표하는 특성이 될 수는 없어. 그리고 장애인이 장애를 이유로 겪는 어려움들을 정상적인 것이 아니라고 말해서도 안 되지. 이렇게 장애인을 사회적으로 미숙한 존재로 지칭하거나 비정상으로 규정

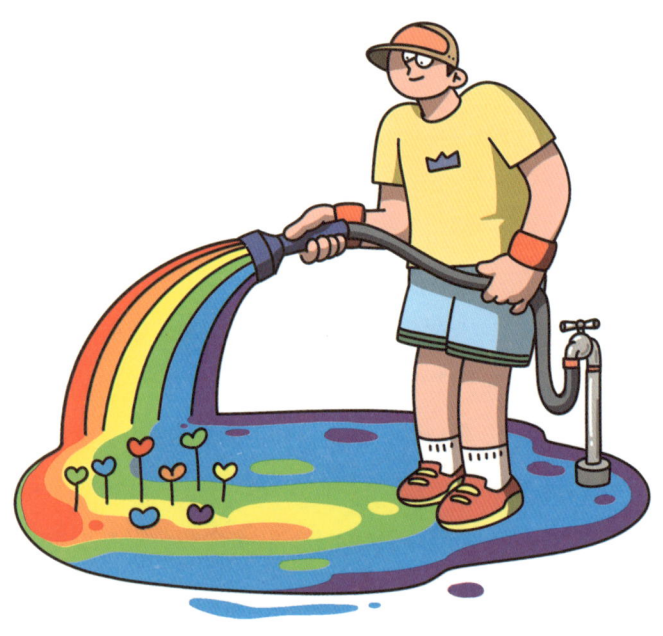

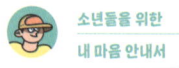
소년들을 위한
내 마음 안내서

하는 것은 장애인에 대한 차별이자 혐오야.

친구를 잘 챙기고 다정한 사람에게 "너 게이냐?"라거나 "여자애 같다."라고 말하기도 해. 남자는 무뚝뚝하고 털털해야 한다는 고정관념에 맞지 않다는 이유로 이런 사람들을 성소수자로 구분할 수 있을까? 고정관념에서 출발한 혐오 표현은 성소수자에게도, 성소수자가 아닌 사람에게도 부정적인 족쇄가 될 수 있어. 통념에 걸맞지 않은 자신의 모습을 그대로 표현해도 괜찮을지 의심하게 만들거든.

성소수자를 가리키는 표현이 놀림감으로 사용된다면 성소수자인 당사자가 자신을 긍정적으로 인식하는 데 어려움을 겪을 수도 있어. 성소수자가 아닌 사람이라면 자신이 성소수자가 아니라는 걸 증명하기 위해서 자신의 특성을 감추거나 바꾸게 되겠지.

게다가 여기에는 여성에 대한 차별의 시선도 담겨있어. 앞에서 말한 "여자애 같다."라는 표현을 살펴보자. 사회에서 말하는 '남자'의 기준에 맞지 않는 남성을 여성에 빗대어서 부정적인 의미로 사용하고 있지. 이런 표현은 남성과 여성에 대한 고정관념을 강화하게 돼.

성소수자는 그 자체로 혐오 표현의 대상이 되기도 해. '변태', '호모'라고 놀림받거나 정신병자로 여겨질 때도 있어. 소수자를 지칭하는 말 자체가 욕설처럼 쓰이기도 하지. 심지어 소수자라는 이유로 친구들에게 따돌림과 폭력을 당하기도 해. 학교에서 소수자를 괴롭히고 폭력을 가하는 것을 '남자애들이 치고받고 싸우면서 크는 거지!'라고 옹호하고 정당화하는 사람들도 있어. 그러나 이런 정서적, 물리적 폭력은 어떤 경우에도 자연스러운 성장 과정의 일부라고 할 수 없어. 세상의 어떤 누구도 자신의 특성을 이유로 차별을 받거나 위험한 상황에 놓여서는 안 돼.

차별과 혐오를 넘어

소수자들을 차별하는 사례는 이외에도 많지만, 우리가 잘 인식하지 못하는 '보이지 않는 차별'도 있어. 차별인데 어떻게 안 보이냐고? 아예 소수자가 이 세상에 존재하지 않는 것처럼 지워버리는 거야. 장애인들이 들어올 수 없는 건물과 교통수단, 나이가 어린 사람들을 받지 않는 노키즈존, 성소수자가 등장하지 않는 교과서 같은 것 말이야.

소수자들은 개인의 노력으로 바꿀 수 없고 바꿀 이유도 없는 특성으로 차별받고, 이 차별은 개인의 권리를 침해하게 되지. 인간이 가진 다양한 특성 중 소수에 속하는 특성을 가졌다고 해서 기본권이 제한된다면, 이는 그 개인이 동등한 인간으로서 권리를 누리지 못하고 있다는 거야. 기본권은 인간이라면 누구에게나 주어지는 천부적인 권리인데 이를 '정상적'인 사람에게만 준다는 것 자체가 말이 안 된다고 생각하지 않니?

어떤 사람들은 소수자가 이런 차별과 혐오 표현의 원인을 제

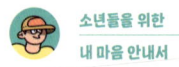

공했다고 말하기도 해. 부정적인 인식은 소수자들이 만들어낸 것이니 차별해도 된다고 생각하거나, 다른 사람들도 부정적으로 생각하는데 나도 부정적으로 생각하는 게 뭐가 문제냐고 말하기까지 하지. 심지어 소수자들을 건강한 사회를 만드는 데 나쁜 영향을 미치는 존재로 바라보기도 해. 그래서 차별해도 된다고 둘러대는 경우도 있어.

또 누군가의 마음속엔 '내가 소수자로 차별받고 싶지 않은 마음'이 있는데, 이 마음이 오히려 소수자를 차별하고 혐오 표현을 하게 만들기도 해. 다수에 속하고 싶은 마음이 끊임없이 자기 자신과 소수자를 분리하도록 이끄는 거지.

다수에 속하고 싶은 마음은 힘을 갖고 싶은 마음과 연결되어 있어. 힘을 가진 사람들은 이런 차별과 혐오 표현을 마치 재미있는 놀이인 양 둔갑시키기도 해. 놀이처럼 혐오 표현을 배우고 장난처럼 이야기하면서 차별을 자꾸자꾸 퍼뜨리는 거지. 그런데 잊어서는 안 될 중요한 사실이 있어. 놀이는 참여하는 사람 모두가 재미있고 즐거워야 한다는 거야. 힘을 가진 쪽에서 힘이 없는 쪽을 향해 일방적으로 내뱉는 혐오 표현을 절대 '장난'이나 '놀이'라고 할 수 없는 이유야.

너도 이런 말을 해본 적이 있니? 아니면 친구가 이런 말을 하는 것을 들어본 적이 있니? 아무 생각 없이, 남들이 쓰니까, 어디선가 들은 표현들을 따라 한 거라고 이야기할지도 몰라. 그렇지만 혐오 표현들은 네 안 이곳저곳에 남아 네가 생각하는 방식에 영향을 줘. 무엇보다 소수자들은 우리 주변에 있는 사람들이야. 네가 생각 없이 쓴 혐오 표현이 친구, 가족, 이웃에게 상처를 입힐 수 있다는 것을 꼭 알아야 해.

   인권은 인간이 가진 기본적인 권리라고 이야기했지? 그래, 맞아. 안전하고 건강한 사회는 모든 사람이 인권을 존중받고, 동등한 권리를 갖는 사회야. 그런데 다수에 속한 사람들은 혐오 표현과 차별로 소수자들이 민주시민으로서 권리를 행사하는 것을 막으려고 해. 그렇게 누군가가 동등하게 존중받을 수 없다면, 그 사회는 건강한 사회라 할 수 없어. 너와 다른 사람의 인권은 서로 연결되어 있어서, 누군가가 인권을 침해당한다면 너의 인권 역시 언제든지 침해당할 수 있어. 다른 사람을 존중하는 것이 곧 나를 존중하는 것의 시작임을 이해하고 모두의 안전을 위해 노력해 보자!

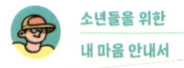

★ 세상은 연결되어 있어 ★

무지개를 일곱 색으로 딱 분리해 낼 수 없듯, 세상에는 수많은 색이 존재해. 만약 네가 이성끼리 주고받는 사랑과 남성성이라는 게 꼭 맞지 않는 것처럼 불편했다면, 그 역시 자연스러운 모습이야. 어떤 사람은 다정하고 섬세하고, 어떤 사람은 강하고 활동적일 수 있지. 이 모든 특성이 각자가 가지고 있는 고유한 색이야. 이런 색들이 어우러져 아름다운 무지개를 만들 수 있지. 그러니 너의 자연스러운 모습을 인정하는 것부터 시작해 보자.

세상에 존재하는 너처럼, 수많은 성소수자가 이 세상에 함께 살아가고 있어. 그러니 너를 억누르고 바꾸려 하는 세상에서 홀로 버티지 말고, 우리 함께 안전한 방법을 찾아보자. 가장 먼저 너의 모습을 그대로 받아들이고 인정해 줄 수 있는 사람들을 찾아봐. 이 세상에는 너의 편이 되어줄 사람들이 점점 많아지고 있어. 성소수자 청소년을 위한 지원 센터와 상담 센터에 연락해 보는 것도 좋아. 주변을 안전한 사람들로 채워 보자. 동아리, 교실, 학교, 가정, 마을 등 일상에서 자신을 있는 그대로 포용해 줄 사람이 함께하는 것만으로도 훨씬 더 편안해질 거야.

서로를 돌보는 관계로

나쁜 감정이 들 때 회복하고 기분이 좋아지게 만드는 방법 중 하나로 '자기돌봄'을 제시했던 것 기억나니? 스스로를 보살피는 일이 너를 더 건강하게 만들고 기분도 좋게 한다고 했지. 그렇다면 '서로 돌보는' 관계를 맺는 일은 우리에게 어떤 변화를 가져올까?

'돌봄' 하면 우리는 아프거나 약한 사람을 돕는 역할을 떠올리곤 해. 노인을 부축하는 젊은이, 환자의 휠체어를 밀어주는 간병인, 아이를 먹이고 입히는 양육자, 집안 곳곳을 쓸고 닦는 가사노동자처럼 말이야. 어쩐지 '멋진 남자가 할 일'이라고는 상상하기 어렵지? 누군가를 돕는 일은 흔히 여성의 일로 여겨져 왔으니까.

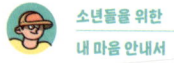

실제로 가정에서는 물론이고 직업으로도 돌봄 노동은 여성들이 더 많이 하고 있기도 해. 여기에는 돌봄이 마치 '모성'처럼 여성이라면 누구나 본능적으로 갖게 되는 자질이라는 통념도 한몫했지. 그래서 돌봄 노동이 여성 노동자에게 낮은 임금으로 맡겨진 데다, 귀찮고 힘겨운 일이기도 하니 간병과 같은 돌봄의 가치는 점점 낮아지게 됐어. 상황이 이러하니 너는 은연중에 '돌봄은 내가 할 일은 아니다.'라고 생각하게 되었을 거야.

그런데 국어사전에서는 돌봄을 '관심을 가지고 보살피다.'라고 설명하고 있어. 그러니까 특별한 상황에서 아픈 사람의 거동을 돕는 일만이 아니라, 일상적으로 타인에게 관심을 가지고 정성을 기울이는 일은 무엇이든 모두 돌봄이라는 거야. 너는 네 주변인들을 돌보는 사람이면서 여러 관계 속에서 돌봄을 받는 사람이기도 한 거지. 그러니 앞으로 돌봄의 의미를 더 넓게 생각해 보기로 하자.

'서로 돌보는 관계'는 어떤 모습일까? 잘 떠오르지 않는다면 돌보지 않는 관계를 먼저 떠올려 보는 건 어떨까? 학교폭력이 일어나는 현장을 방관했던 경험이 누구에게나 한 번쯤 있을 거야. 눈에 띄는 폭력은 아니더라도 웃음으로 포장한 채 누군가를 괴롭히거나 따돌리는 상황을 마주하곤 하지. 그걸 놀이처럼 여기고 은근슬쩍 가담하는 경우도 있지만, '나만 아니면 돼.'라며 무관심하게 뒤돌아서는 사람이 더 많을 거야. 이건 그리 큰 문제가 아니라고 생각하면서 말야.

그런데 폭력만이 아니라 무관심과 무시 역시 돌보지 않는 관계에 해당해. 약함을 드러내기 싫어서 대화를 거부하며 쿨한 척하고, 타인에게 무심하거나 감정 표현에 서툰 것을 무뚝뚝한 성격으로 포장하기도 하지. 서로의 안부를 묻고 노력을 칭찬하는 다정한 대화를 나누기보다는 성적 때문에 경쟁하고 서로를 이기려고 바쁜 것도 서로 돌보지 못하는 상황이겠지. 조금 더 범위를 넓혀보자면, 이웃 주민이 과일 상자를 쏟거나 길거리에 사람이 쓰러졌다거나 동물이 학대당하는 상황에서 '내 일 아니니까' 하고 지나치는 경우도 여기에 속할 거야.

돌봄은 왜 필요할까?

계속 타인과 다투어 이기려고 하거나 남의 일이라고 선을 긋는 일은 사람을 불안하게 만들어. 지는 것도, 폭력의 대상이 되는 것도, 고립되는 것도 두려운 일이니까. 실제로 한 연구에서는 사람들을 행복하고 건강하게 만드는 중요한 요인이 가족과 친구를 비롯한 공동체와의 '연결'이라는 결과를 보여줬어. 돈이 많고 유명한 것보다도 좋은 관계 속에서 다정한 돌봄을 주고받고 서로 의존하는 일이 삶을 지속하는 데 중요하더라는 거야.

생각해 보면 정말 그래. 나쁜 감정이 들고 슬프거나 무기력할 때를 떠올려 보면 내 안의 문제보다는 주변 사람들과의 관계가

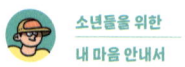

소년들을 위한
내 마음 안내서

원인일 때가 많지. 친구가 나를 얕잡아 보거나 비난할 때, 무관심한 가운데 서로를 무시할 때처럼. 하지만 기억해. 우리는 서로 연결되어 있다는 걸. 서로를 살피고 돌보는 일이 결국 네 감정을 더 좋아지게 만들고 우리 모두를 평화롭게 만드는 힘을 줄 거야!

돌봄을 실천해 봐

서로 돌보는 관계는 어떤 모습일까? 폭력과 불안, 무시와 무관심이 없는 공간 말이야. 반갑게 인사 먼저 건네기, 누군가가 아프면 먼저 "괜찮아?"라고 묻기, 집안일을 주로 도맡아 하는 가족 구성원에게 고맙다고 말하고 함께 나누어 일하기, 울면 위로해 주기, 친구의 말에 경청하기, 상대가 자랑스러울 때 격려의 포옹하기, 괴롭힘을 지나치지 않고 함께 해결하거나 도움 청하기. 생각만 해도 마음이 따뜻해지는 걸. 이렇게 가정과 교실에서부터 작은 돌봄을 하나하나 실천해 보는 동안 너의 마음은 어떻게 달라질까?

'내 일'이 아니라고 여겼던 범위까지 너의 영역으로 천천히 들어오길 기대해. 돌봄은 다른 존재에 대한 공감에서부터 시작되는 거니까, 공감을 키우다 보면 더 넓은 세상이 보일 테지. 당장 눈앞의 타인을 직접 돌보는 것뿐 아니라 다양한 존재를 보살피는 능력이 자랄 거야. 같은 교실에 있을 성소수자 친구의 입장을 생각해서 성소수자 혐오 발언이 나오면 제지한다든가, 비록 얼굴도 모르지만 멀리 어딘가에 있을 더 어린 청소년들을 염려해서 유해한 미디어를 신고할 수도 있겠지. 그러다 보면 전 지구적인 기후위기와 일상의 접점을 깨닫고 채식을 시작하거나 기후위기 운동에 참여하게 될지도 모르는 일이야!

내가 속한 공동체에서 나의 책임을 키워나가는 일, 그래서 평화로운 사회를 만들어 나가는 데 적극적으로 힘을 보태는 일, 정말 멋지지 않니?

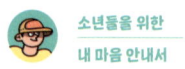

 **나의 돌봄력을 알아보자!**

친구, 가족, 이웃 등 다양한 관계 속에서 너는 얼마나 돌봄을 실천하는 사람이었니? 어떤 모습이 부족했는지, 어떤 노력이 필요할지 이 기회에 진솔하게 적어보자. 자신의 행동과 감정에 솔직해지는 건 용기가 필요한 일이고, 너는 용기 있는 사람이니까!

_____
_____
_____
_____
_____
_____
_____

 솔직하게 말해줘서 고마워.

5장 '새로운 나'로 살기

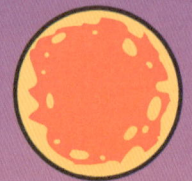
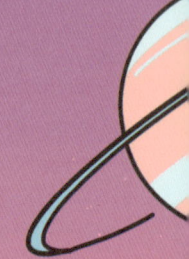

축하해! 넌 해냈어. 너는 몸과 마음이 어떻게 연결되어 있는지 배웠고, 네 감정과 달라지는 관계에 대해 알게 됐어. 네 몸에서 일어나는 모든 일은 정말 놀라워. 그렇지? 이제 너는 네가 배운 몇 가지 기술과, 가장 힘든 감정의 폭풍을 헤쳐나가며 얻은 깨달음을 써먹을 수 있어. 그럴 때 네가 혼자가 아니라는 걸 기억해. 네 경험과는 조금 다를 수 있지만, 너의 친구들과 같은 반 아이들도 그들만의 변화를 겪고 있어. 날이 갈수록 좋은 선택을 하기 위한 힘과 책임이 더 커질 거야. 도중에 실수도 하게 될 테고. 괜찮아. 우리는 모두 실수를 해. 그리고 다른 사람에게 너그러워야 하듯이, 자기 자신에게도 친절하게 대해야 해.

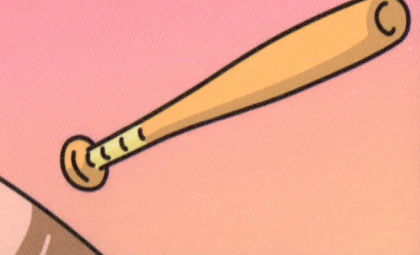

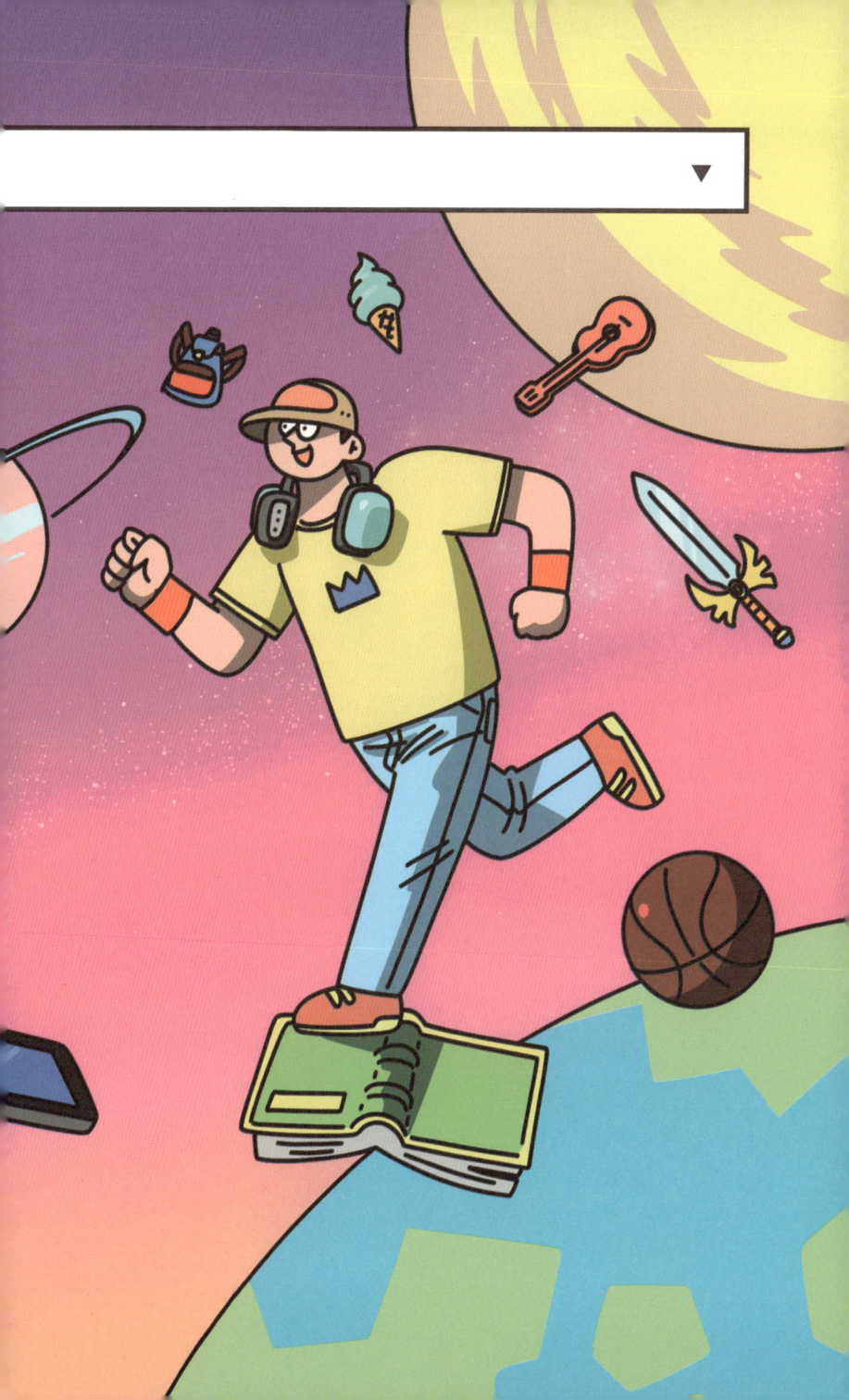

새로운 나에 대해 알아보기

'나에 대해 알아보기'란 말이 이상하게 들릴 수 있어. 너만큼 너 자신에 대해 잘 아는 사람이 있을까? 자기 자신에 대해 안다는 것은 성장하는 데 무엇보다도 중요해. 자신이 누구인지 알면 목표를 달성하고, 더 나은 결정을 내리고, 더 강력한 우정을 쌓는 데 도움이 돼. 자신감을 키우는 데도 도움이 될 거야. 너 자신을 구성하는 모든 놀라운 것을 발견하게 될 테니까. 너를 알아가는 데 도움이 되는 몇 가지 방법을 소개할게.

가치 발견하기

가치는 네가 중요하게 생각하는 거야. 너의 삶과 선택을 이끌어 주거든. 가치에는 친절과 정직, 관용과 같은 도덕적인 가치가 있어. 그리고 창의성과 모험, 배움, 심지어 재미와 같이 너에게 기쁨을 주는 가치가 있어. 네가 존경하고 함께 시간을 보내고 싶은 사람들에 대해 생각하면서 너의 가치를 찾을 수 있어. 그들에게 어떤 자질이 있니? 너는 그들과 어떤 가치를 공유하고 싶니? 너는 어떤 가치를 개발하고 싶니? 네가 무엇을 중요하게 생각하는지 알게 되면 네 삶의 목적과 방향을 알게 돼. 예를 들어, 창의성이 너의 가치라면, 예술과 춤, 연극과 같은 취미를 시도해 볼 수 있어. 그 가치를 공유하는 새로운 친구를 사귀게 될 수도 있지. 그러면 네 삶이 더욱 풍부하고, 의미 있고, 재미있게 느껴질 거야!

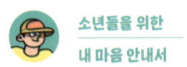

 **나의 가치를 찾아보자!**

너의 가치를 발견하는 또 다른 방법은 너를 기분 좋게 만드는 것이 무엇인지 알아보는 거야. 각 문장을보고 머릿속에 떠오르는 것들을 세 가지씩 써봐.

난 (   )을/를 생각할 때 기분이 좋아.

_____
_____
_____

난 (   )에 대해 이야기할 때 기분이 좋아.

_____
_____
_____

난 (   )을/를 배울 때 기분이 좋아.

_____
_____
_____

난 (   )을/를 하며 시간을 보낼 때 기분이 좋아.

_____
_____
_____

네가 좋아하는 것들의 공통점을 발견했니? 네 대답에서 발견한 너만의 가치를 써봐!

_____
_____
_____

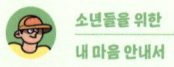
소년들을 위한
내 마음 안내서

너의 강점과 약점 알아보기

모든 사람은 강점과 약점을 가지고 있어. 강점은 잘하는 것이고 약점은 더 열심히 해야 하는 거야. 너는 아마도 자신의 강점과 약점을 어느 정도 알고 있을 거야. 잠시 시간을 내서 네가 잘하는 것 세 가지와 너 자신을 위해 도전해야 하는 것 세 가지에 대해 생각해 봐. 수학과 맞춤법부터 축구하면서 친구 사귀기, 다른 사람의 말 들어주기, 방 청소까지 무엇이든 될 수 있어.

사람들은 종종 자신의 약점을 부끄럽다고 여겨. 하지만 너의 강점과 약점이 모두 너를 너답게 만든다는 걸 명심해. 약점을 부끄러워할 필요는 없어. 약점은 새로운 걸 배우고 스스로를 향상시킬 수 있는 기회니까. 모든 게 쉽기만 하다면 네 삶에 도전은 없겠지. 그러면 네 삶이 꽤나 지루해질 거야!

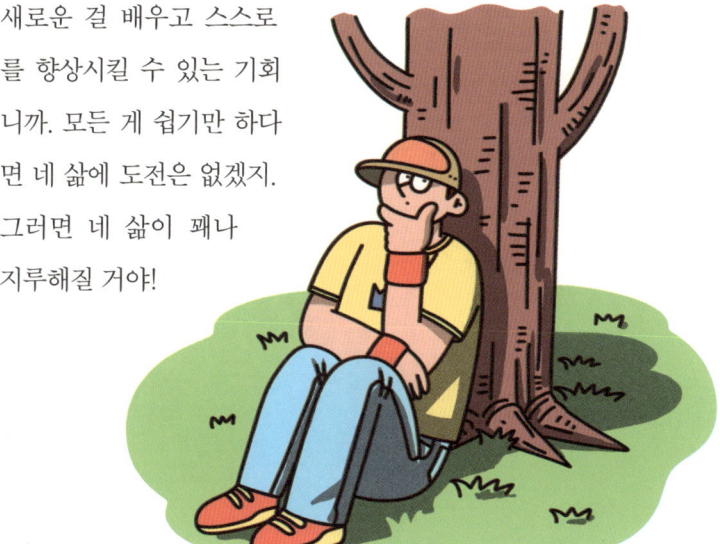

 나는 나를 잘 알아!

완벽한 사람은 없어. 우리 모두는 각자 잘하는 것도 있고 하기 어려운 것도 있어. 너의 강점에 동그라미를 치고 약점에 밑줄을 그어봐. 새롭게 알게 된 게 있니?

리더 되기
시간 약속 지키기
요리하기 또는 빵 만들기
그림 그리기 물건 고치기
다른 사람 도와주기 상상하기
들어주기 친구 사귀기 다른 사람 웃기기
이야기 만들기 달리기 정리
인내심 책 읽기 수학
노래하기 운동 협력
솔직하게 말하기 게임
글쓰기

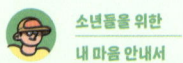

목표 설정하기

넌 목표가 있니? 꼭 목표라고 이름을 붙이지 않더라도 가능성은 있잖아. 목표는 크거나 작을 수 있고, 진지하거나 재미있을 수 있고, 단기적이거나 장기적일 수 있어. 이탈리아어로 말하기나 베이스 기타 연주하기를 목표로 삼을 수 있어. 레고로 멋진 것을 만들거나 새로운 친구를 초대해 노는 것도 목표가 될 수 있어. 수영을 하거나 사회 과목을 공부하는 것처럼 무언가를 더 잘하게 되는 것일 수 있어. 혹은 용돈을 저축하거나 부모님이 시키지 않아도 집안일을 하는 것처럼 더 독립적인 일이 목표가 될 수 있어. 기억해야 할 건 네 목표가 너에게 중요하다는 거야. 목표는 네가 집중하는 데 도움이 될 거야. 그리고 목표를 달성해 본 경험은 네가 계속해서 목표를 세울 수 있도록 동기부여를 해줄 거야. 아주

작은 목표라도 시간이 지나면 큰 차이를 만들어 내. 매일 10분씩 농구를 하면, 매주 한 시간 이상 농구 연습을 하는 셈이지. 한 달 후에는 분명 눈에 띄게 발전한 네 모습을 발견하게 될 거야!

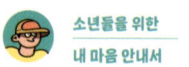

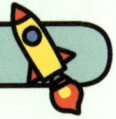

목표를 세워봐!

★ 비전 보드 만들기 ★

비전 보드가 있으면 목표를 세우고 지속적으로 영감을 얻기 좋아. 포스터와 잡지, 그리고 웹사이트에서 출력한 그림과 사진을 모으고, 크레파스, 마커, 색연필, 물감, 풀, 가위, 스티커와 같은 미술 재료와 공예 용품을 준비해. 재미있는 이미지를 보드에 붙이고 원하는 대로 꾸며봐. 비전 보드를 네 방 벽에 붙여놓고 영감이 필요할 때마다 쳐다보는 거야. 목표를 향해 나아가거나 새로운 목표를 설정하고 싶을 때 말이지. 아래 공간을 사용해서 너의 비전 보드를 어떻게 만들지 계획해 보자. 너에게 영감을 주는 것들을 그리거나 글로 써봐. 먼저 서로 다른 여러 가지 카테고리를 생각해 보면 계획을 세우는 데 도움이 될 거야. 예를 들어, 학교와 취미, 친구들과 함께하는 재미있는 일, 관심 있는 과목, 그리고 미래에 하고 싶은 직업과 같은 카테고리가 있어. 좋은 계획을 만들어봐!

롤 모델 되기

3장에서 롤 모델에 대해 이야기한 거 기억하니? 너도 롤 모델이 될 수 있어! 네가 달라지면서, 너보다 어린 아이들이 너를 우러러 보기 시작한 걸 알게 될 거야. 마치 네가 너보다 나이가 많은 사람들을 존경하는 것처럼 말이야. 큰 힘에는 큰 책임이 따른다는 걸 기억해. 정신적으로나 신체적으로 성장하면서 너는 힘을 갖게 될 거야. 너는 너보다 어린 아이들과 심지어 네 또래 친구들에게도 잘 성장한 소년의 본보기가 될 수 있어. 이러한 책임을 진지하게 받아들이는 게 중요해. 너의 어린 남동생이나 여동생 또는 다른 어린 아이들이 주변에 있을 때, 네가 모범으로 삼는 선택과 네가 보내는 메시지에 주의를 기울여야 해. 네 어린 동생이 네가 멋지다고 생각한다면(분명히 그렇게 생각할 거야!) 네가 하는 일도 멋

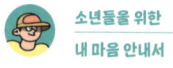

지다고 생각할 거야. 그게 설령 네가 나중에 후회할 만한 일이라도 말이야. 83쪽에서 동그라미를 친 롤 모델의 특성을 다시 살펴봐. 너를 우러러보는 아이들에게 어떻게 이러한 특성을 보여줄 수 있을까? 그들이 너를 어떻게 볼지 염두에 둔다면 네가 멋진 사람이 되는 데 도움이 될 거야.

멋진 사람 되기

네가 얻은 모든 새로운 지식에도 불구하고, 자라면서(심지어 어른이 되어서도) 네가 어떤 사람인지 항상 확신할 수는 없어. '나는 누구인가?'는 정해진 답이 없는 거대한 질문이야. 네가 너의 가치를 발견하고, 너의 강점과 약점을 깨닫고, 너의 목표를 설정하는 동안에도 너는 항상 성장하고 변화해. 두렵거나 불편해도 새로운 것을 시도하기를 두려워하지 마. 너의 약점을 부끄러워하지 마. 네가 볼링을 잘 못한다고 생각하니? 어쨌든 볼링이 재미있을 수 있잖아! 네 볼링공이 도랑에 빠진 걸 보고 웃을 수도 있고, 몇몇 핀을 쓰러뜨리고서 환호성을 지를 수도 있어. 혼자 집에 있는 것보다 훨씬 더 재미있을 거야. 긍정적인 태도를 가지고 최선을 다한다면 말이야.

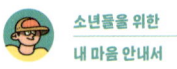

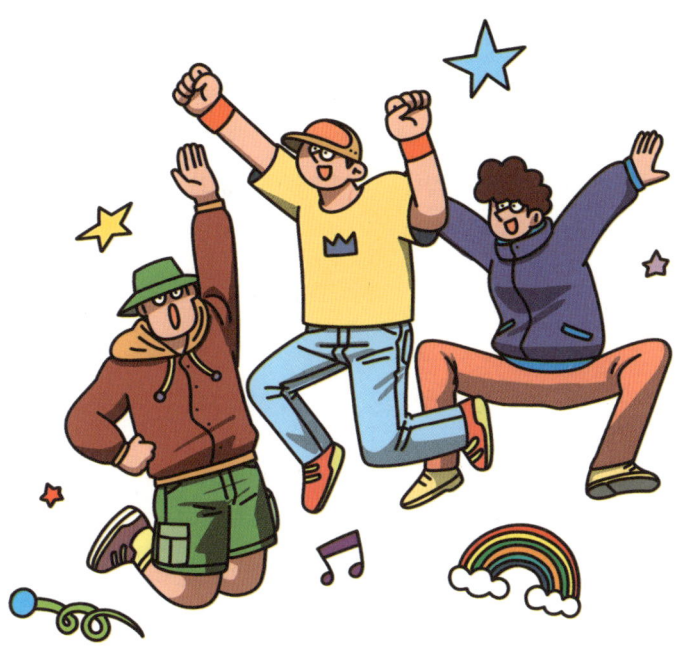

　사람이라면 누구나 어느 정도는 확신을 갖지 못하고 자의식을 느껴. 심지어 매우 자신감에 차 보이는 사람들조차도 말이야. 네가 그렇게 느낀다면, 그게 유난스러운 일이 아니라고 스스로에게 되뇌어야 해. 네가 아는 모든 어른이 그 과정을 겪었어. 너보다 어린 모든 아이들 역시 그 과정을 겪을 거야. 그리고 기억해. 성장하기 위해 서두를 필요가 없다는 걸 말이야. 성장은 경주가 아니야. 모든 사람은 자신들의 속도대로 성숙해져. 네가 할 일은 정말 멋진 사람이 되는 거야.

 나는 이런 감정을 느껴!

5장까지 다 읽은 기분이 어떠니? 시간을 내어 네 생각과 감정에 귀를 기울여 봐. 지금 네 몸에서 발견한 모든 감정에 동그라미 표시를 해봐. 너의 감정을 관리하고 이해하는 기술을 연습하고 싶을 때 언제든지 이 책을 다시 읽으면 돼.

화난
불안한 용감한
차분한 편안한 자신 있는
혼란스러운 창피한
권한을 부여받은 무서워하는
감사하는 행복한 희망에 찬
긴장한 긍정적인
슬픈 평화로운 부끄러운
놀란 지지받는
자신 없는

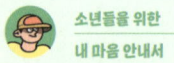

> **결론과 축하의 말**

여기까지 온 너를 진심으로 축하해! 나는 이 책을 즐겁게 썼으니 너도 재미있게 읽었기를 바라. 나의 목표는 네가 새로운 기술을 갈고닦고, 스스로를 이해하기 위해 노력하며, 네 삶 속의 이 흥분되고, 도전적이고, 혼란스럽고, 놀라운 시간을 통해 네게 길잡이가 되어 줄 긍정적인 사고방식을 개발하도록 돕는 거였어. 너의 변화하는 감정과 생각, 느낌과 관계를 다루기 위한 전략을 곱씹어야 할 때 언제든지 이 책을 다시 읽으면 돼. 스스로를 다지고, 다른 사람들을 도와주며, 세상을 더 나은 곳으로 만들기 위해 너는 새로운 기술을 사용할 수 있어. 자라는 동안 무엇을 선택하든 네가 놀라운 사람임을 언제나 축하해야 한다는 걸 기억해.

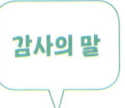

감사의 말

  이 책을 쓰는 작업은 제게 매우 영광스러운 일이었으며 때로는 도전적인 모험이었습니다. 주변 사람들의 도움이 없었다면, 저는 이 책을 쓰지 못했을 것입니다. 먼저, 첫 책을 쓰는 데 필요한 격려와 지지를 해준 작가이자 저널리스트인 나의 멋진 아내 니콜에게 감사합니다. 그리고 제게 기회를 준 출판사 팀원 모두에게 감사드립니다. 제게 무한한 인내를 보여준 메리 콜건에게 특히 고마움을 전합니다. 또한 함께 작업했던 어린 소년들에게 특별한 감사 인사를 전하고 싶습니다. 청소년기의 여정에서 저에게 영감을 준 모든 소년에게 감사를 전합니다.

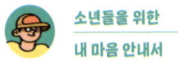

저자에 대하여

켄 스탬퍼

결혼 및 가족 심리 치료사로, 캘리포니아 버클리에서 개인 진료를 하고 있다. 그는 가족 관계 안에서 불안과 우울증 등 어려움을 겪는 사람들을 상담한다. 그는 호기심을 바탕으로, 열린 마음과 개개인의 차이를 존중하는 태도로 진료에 임한다. 켄은 캘리포니아 통합학문 연구소(California Institute of Integral Studies)에서 통합 상담 심리학 석사 학위를 받았으며, 캘리포니아 결혼 및 가족 치료사 협회(California Association of Marriage and Family Therapists) 회원이다.

> 한국어판 참여 저자

초등젠더교육연구회 아웃박스

성평등 교육을 실천하는 초등학교 교사들의 연구 모임이다. 세상을 예민하게 바라보고 그 관점을 수업에 적용하여, 학생들과 함께 성 고정관념을 깨고 젠더 감수성을 길러가는 중이다.

오늘의 예민함이 내일의 자연스러움이 되길 바라며 《예민함을 가르칩니다》를 썼다. 아웃박스 홈페이지 www.outbox.kr에 방문하면 실질적으로 수업에 적용할 수 있는 수업 자료와 학급 운영 방법을 확인할 수 있다.

이 책에는 수진, 규리, 소현, 은빈, 고운 다섯 교사가 4장 '나를 마주하고 탐구하기'를 함께 썼다. 이 장에서는 사춘기의 소년들이 사회와 미디어에서 마주하는 고정관념과 편견을 알아차리고 서로를 돌보며 나아갈 수 있도록 용기를 건넨다. 소년들의 마음에서 시작해 점차 바뀌어 갈 평화롭고 다정한 세상을 기대하며.

부록

너만을 위한 연락처
더 찾아볼 만한 자료
용어 해설
참고 자료
찾아보기

> 너만을 위한 연락처

넌 혼자가 아니야!

혹시 해결하기 어려운 문제로 괴로움을 겪고 있니? 너무 사소한 고민이 아닐까, 심각한 문제만 상담받을 수 있는 건 아닐까 걱정하지 않아도 돼. 네가 어려움을 겪고 있다면 그건 충분히 중요하고 긴급한 문제니까.

고심 끝에 가까운 사람에게 이야기를 꺼내봤다가 무심한 반응이 돌아와서 실망했거나, 너를 보호해 줄 안전한 어른이 없다고 느껴질 수 있을 거야. 그럴 때 네 이야기를 사려 깊게 들어줄 상담 기관들이 너를 기다리고 있어.

📱 **마음의 문제를 혼자 해결하기 어렵다면**

청소년상담복지센터 1388

전문기관이 너무 많아서 어디에 연락해야 할지 모르겠다면 이

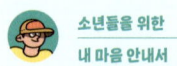

번호를 기억해 줘. 친구 관계와 진로 등 일상적인 고민부터 학교폭력, 인터넷 중독 같은 문제까지 네가 겪고 있는 다양한 고민들에 대해 전문 상담자와 이야기할 수 있는 연락처야.

네가 살고 있는 지역 번호를 앞에 붙이고 1388을 누르면 가까운 청소년상담복지센터와 연결돼. 365일 내내 24시간 운영되기 때문에 도움이 필요할 땐 언제든지 연락할 수 있어. 만약 모바일로 상담을 받고 싶다면 #1388로 문자를 보내거나, 카카오톡 ID '청소년상담 1388'로 채팅을 보내도 좋아. www.cyber1388.kr에 접속하면 상담을 받을 수 있는 다양한 방식이 안내되어 있으니 더 살펴보는 것도 좋은 방법이야. 네게 익숙하고 편한 방식으로 연락하면 돼.

청소년 성소수자 위기지원센터 띵동 02-924-1227
너의 고민에 좀 더 걸맞은 전문 상담이 필요할 수도 있을 거야. 만약 네가 성적 지향과 성정체성으로 어려움을 겪고 있다면 청소년 성소수자 위기지원센터 띵동이 도움이 될 거야. 심리 상담뿐만 아니라, 네가 안전을 보장받을 수 있도록 위기 상황 시 필요한 지원도 하고 있어. 카카오톡 ID '띵동119'에서 채팅 상담을 받을 수도 있으니 주저하지 말고 연락해.

📱 위급한 상황에 바로 도움을 요청해야 한다면

학교폭력 신고센터 117

네가 학교폭력으로 고통받고 있다면, 국번없이 117로 연락하면 도움을 받을 수 있어. 학교폭력 신고센터는 학교폭력 피해자를 폭력으로부터 보호하고, 신속하게 구조하기 위해 만들어진 긴급 지원센터야. 너는 전문가들의 보호 속에서 안전하게 경찰 수사를 진행할 수 있고, 회복에 필요한 다양한 지원을 받을 수 있어.

자살예방상담전화 1393

마음이 너무나 버거워서 더는 희망이 없다고 느낄 수 있어. 삶을 포기하고 싶을 정도로 막막한 기분이 든다는 건 네가 당장 도움이 필요하다는 신호야. 극단적인 생각이 떠오르면 주저하지 말고 1393로 전화를 걸어줘.

> ★ **일단 연락해 보는 거야!** ★
>
> 만약 네가 한 번도 전문기관의 상담을 받아본 적이 없다면, 선뜻 먼저 도움을 요청하기 어려울 수도 있어. 네 고민을 잘 설명할 수 있을지 고민되기도 하겠지. 하지만 막상 연락해 보면 생각했던 것보다 별것 아니라는 걸 알게 될 거야. 일단 용기를 내서 연락하면, 이후에는 상담 경력이 많은 전문가가 너에게 필요한 질문과 이야기를 전해줄 거야. 무엇보다 상담을 받고 나면 네 기분이 훨씬 나아질 거야!

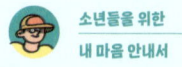
소년들을 위한
내 마음 안내서

> **더 찾아볼 만한 자료**

너 자신과 사춘기 감정, 변화하는 관계에 대해 더 궁금해졌다면 아래의 자료들이 도움이 될 거야. 비슷한 고민을 하고 있는 또래 친구들이나 부모님과 선생님, 믿을 수 있는 어른과 함께 보는 것도 추천할게. 자료를 함께 보고 이야기를 나눈다면 더 풍성한 생각을 얻을 수 있을 테니까!

추천 도서

《발레 하는 남자, 권투 하는 여자》, 임옥희 지음, 풀빛, 2015
아주 까마득한 과거부터 지금까지 남성성과 여성성이 어떻게 유지되었는지 다양한 작품을 통해 설명하는 책이야. 당연하다고 여겼던 생각들이 사실은 당연하지 않다는 것과, 성별이라는 틀을 깨고 어떻게 함께 살 수 있을지 생각해 볼 수 있을 거야.

《파워북: 누가, 왜, 어떻게 힘을 가졌을까?》, 클레어 손더스 외 지음, 노지양 옮김, 천개의바람, 2020

우리가 살아가는 세상에서 벌어지는 수많은 문제를 '힘'이라는 관점으로 바라보고 있어. 힘이 어떻게 여러 문제를 발생시키고 우리 삶에 영향을 미치는지, 나아가 힘을 어떻게 사용해야 하는지 알려줘. 우리가 가진 힘을 이해하고 선한 의도로 활용할 수 있도록 제안하는 책이야.

《우리 가족 인권 선언》, 엘리자베스 브라미 지음, 박정연 옮김, 노란돼지, 2018

가족 구성원이 마땅히 누려야 할 권리에 대해 쉽게 설명해 주는 네 권의 그림책 시리즈야. 책을 읽으며 부모로서, 아들과 딸로서 보장받아야 할 권리가 무엇인지, 나는 다른 가족의 권리를 존중하고 있는지 살펴보자. 서로를 이해하는 계기가 될 뿐만 아니라 가족 관계를 더 돈독하게 만들어줄 거야.

《바늘땀》, 데이비드 스몰 지음, 이예원 옮김, 미메시스, 2012

지금보다 더 어린 시절의 네 모습을 기억하니? 이 책은 무관심하고 냉랭한 가족과 큰 병으로 괴로워하던 어린 소년이 성장해 나가는 과정을 보여주는 그래픽노블이야. 네가 떨쳐내기 힘든 아픈 기억을 가지고 있다면, 건강하게 이겨내길 바라는 마음으로 이 책을 추천해.

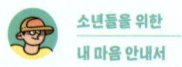

《감정 연습을 시작합니다》, 하지현 지음, 창비, 2022

사춘기에 겪게 되는 감정의 롤러코스터가 혼란스러울 때가 있지. 이 책은 그건 지극히 자연스러운 감정이라고 널 다독여 줄 거야. 사춘기를 잘 통과하면 섬세한 자기표현이 가능해지고, 나의 삶뿐만 아니라 다양한 사람들과도 좋은 관계를 맺을 수 있다고 말야.

《얼토당토않고 불가해한 슬픔에 관한 1831일의 보고서》, 조우리 지음, 문학동네, 2022

저마다의 사연으로 큰 아픔을 안고 살아가는 주인공과 주변 인물들이 어떻게 서로에게 힘이 되어가는지 보여주는 책이야. 이들은 섣부른 위로나 동정 없이 마음을 나눠. 슬픔을 마주하고 표현하면서 더욱 단단해진 가족들의 이야기를 읽는 동안, 너에게도 감정을 돌보고 공감을 주고받을 용기가 자라날 거야.

《아몬드》, 손원평 지음, 창비, 2017

기쁨도 아픔도 느끼지 못하는 소년에게 가족마저 남아있지 않다면 어떤 일이 일어날까? 너도 감정이 고장난 것 같다고 느낄 때가 있다면, 이 이야기가 너에게 위로를 줄 거야. 이 책에는 서로 상처만 내보이던 인물들이 감정을 오롯이 표현할 줄 알게 되면서 좋은 친구가 되어가는 과정이 그려져 있어. 책을 읽어나가며 네 안의 풍부한 감정을 깨워봐!

《고래가 뛰는 이유》, 최나미 지음, 창비, 2014

친구 문제로 고민하고 있니? 다른 친구들의 생각이 궁금한데 선뜻 말을 꺼내기 어려울 때 이 책을 읽어봐. 등장인물들이 서로 주고받은 상처들을 극복하며 단단한 관계를 만들어 나가는 과정에 특히 주목해 보자. 수평적관계를 바탕으로 한 진정한 우정의 의미를 다시 한번 생각해 볼 수 있을 거야.

《물고기에게 물에 관해 묻는 일》, 캐서린 라이언 하이드 지음, 이진경 옮김, 뒤란, 2020

또래 친구들과의 관계를 넘어 또 어떤 다양하고 멋진 관계를 맺을 수 있을까? 나의 진짜 모습은 숨긴 채로 친구들과 어울리기 위해 고분군투해 본 적이 있다면 이 책을 추천해. 등장인물들의 우정을 통해 건강한 관계의 비밀을 발견해 보자!

《미디어 리터러시 쫌 아는 10대》, 금준경 지음, 풀빛, 2020

이 책에는 소셜 미디어를 통해 알게 되는 여러 정보 가운데 유익하고 가치 있는 정보를 가려내는 방법이 나와 있어. 특히 가짜뉴스와 광고, 그리고 미디어 속 편견과 차별, 혐오에 대처하는 방법을 구체적으로 알려줘. 안전한 나의 온라인 생활을 위해 무엇이 필요한지 함께 살펴보자.

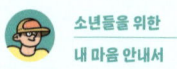

소년들을 위한
내 마음 안내서

《이 장면, 나만 불편한가요?》, 태지원 지음, 자음과모음, 2021

무심코 지나친 미디어 속 말과 행동에 차별과 혐오가 담겨있다는 걸 알려주는 책이야. 차별과 혐오가 우리 일상에 얼마나 많이 녹아있는지, 현실과 온라인을 오가며 우리에게 얼마나 유해한 영향을 미치고 있는지 함께 생각해 보자.

《왜요, 그 말이 어때서요?》, 김청연 지음, 동녘, 2019

장난으로 던진 말에 상대방이 당황해하거나 굳은 표정을 보인 적이 있니? 부정적인 반응을 예상했다면 넌 그런 말을 하지 않았을 텐데 말야. 이 책은 편하니까, 재미있으니까, 원래 쓰던 말이니까 등을 이유로 일상에서 자주 사용되는 표현 속에 어떤 편견과 차별이 담겨있는지 보여줘. 책을 읽고 일상의 언어를 점검하고 나면 너는 당당하게 말할 수 있을 거야. "나는 그 말이 불편해!"

《앰 아이 블루?》, 메리언 데인 바우어 외 지음, 조응주 옮김, 휴머니스트, 2021

이 책은 청소년 성소수자들의 이야기를 담은 단편집이야. 간질간질 사랑부터 커밍아웃, 관계의 다양성 등에 대한 이야기들까지. 만약 네가 너의 정체성을 찾아가는 여정 속에 있다면, 두려워하지 않아도 괜찮다는 응원과 위로의 메시지를 전해줄 거야. 결과가 어떻든 간에 너 자신을 좋아하고 사랑할 수 있도록 말이야!

추천 영화

<빌리 엘리어트>, 스티븐 돌드리 감독, 2001

권투를 하라는 아빠, 하지만 발레를 배우고 싶은 소년 빌리. 아버지의 극심한 반대에도 빌리가 발레리노라는 꿈을 포기하지 않을 수 있었던 건 그를 믿어주는 선생님 덕분이었을 거야. 남자답지 못한 일이라며 무시받던 꿈을 당당히 이루어가는 빌리의 이야기를 들어보자.

<소셜 딜레마>, 제프 올롭스키 감독, 2020

소셜 미디어는 어떻게 내가 관심 있어 하는 콘텐츠를 보여주는 걸까? 그리고 왜 자꾸만 추천해 주는 걸까? 온라인 세상의 숨겨진 법칙이 궁금하다면 이 영화를 추천해. 자유롭고 편리하다고만 생각했던 소셜 미디어 기술이 우리의 현실에 어떤 위험을 가져오는지 살펴보며 책임감 있는 온라인 활동을 다짐해 보자.

<디어 에반 핸슨>, 스티븐 크보스키 감독, 2021

사회 불안 장애를 가지고 있는 고등학생 에반이 같은 학교 친구인 코너의 죽음에 얽히게 되면서 벌어지는 이야기야. 에반은 코너의 죽음 이후 다른 사람들을 이해하고 주변과 새로운 관계를 맺게 돼. 에반의 이야기를 통해 불안이라는 감정을 받아들이고

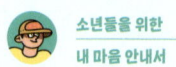
소년들을 위한
내 마음 안내서

성장하는 방법을 알 수 있을 거야!

<원더>, 스티븐 크보스키 감독, 2017

주인공 어기는 위트 있고 다정한 성격이지만 안면장애 때문에 친구들에게 먼저 다가가길 두려워해. 어기와 그의 친구 잭 윌은 여러 갈등을 겪으면서 진짜 친구끼리는 어떻게 마음을 표현하고 지켜주어야 하는지 깨달아가. 격려로 가득한 등장인물들의 대화를 듣다 보면, 두려움과 슬픔이 용기와 자신감으로 채워지고 다른 사람들과 그 용기를 나누고 싶어질 거야.

<너에게 가는 길>, 변규리 감독, 2021

이 다큐멘터리 영화에 등장하는 나비와 비비안은 성소수자부모모임의 운영위원으로 활동하고 있어. 성소수자 자녀를 있는 그대로 받아들이며 응원하는 사람들이지. 혹여나 외로웠을 너에게 이들의 이야기가 따뜻한 위로로 다가가면 좋겠어. 우리가 함께 한 걸음씩 나아갈 힘을 얻을 수도 있을 거야.

> 용어 해설

가치 인생에서 무엇이 중요한지에 대한 개인의 믿음.

개인적 경계 다른 사람과의 관계 및 그 사람에 대한 대우와 관련하여 스스로 설정한 제한과 규칙.

공감 다른 사람의 감정을 이해하고 공유하는 능력.

관용 차이를 기꺼이 인정하고 다른 사람들을 있는 그대로 받아들임.

관점 개인의 고유한 견해.

괴롭힘 신체적 또는 정서적 피해를 유발하는 원치 않는, 공격적인 행동.

남성성 소년, 남성과 관련된 자질 또는 외모.

내면의 목소리 긍정적일 수도 있고 부정적일 수도 있는, 머릿속으로 자신에게 말하는 방식.

도덕적인 사람들의 행동에 대해 옳거나 옳지 않다고 믿는 것과 관련된.

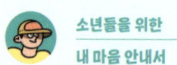

동기부여 어려운 상황에서도 계속 나아갈 수 있는 힘.

동의 어떤 일이 일어나도록 허용함.

또래 압력 같은 나이대의 사람들이 특정한 방식으로 행동하게 하거나 특정한 일을 하게 하려는 것.

롤 모델 본보기가 되는 사람.

마음챙김 자신이 어디에 있는지, 무엇을 하고 있는지, 그 순간에 어떻게 느끼는지에 집중하는 것.

만트라 스스로 반복해서 되뇌는 단어나 문장.

멘토 다른 사람을 가르치거나 돕는 사람.

보편적인 모든 사람에게 적용되는.

불안한 두렵고, 긴장되고, 걱정되는.

비통 사랑하는 사람의 죽음으로 인해 발생하는 깊은 슬픔.

사이버 폭력 휴대전화, 이메일 또는 소셜 미디어와 같은 전자 통신을 통해 발생하는 괴롭힘.

사춘기 어린이가 정서적, 신체적으로 성인으로 성장하는 기간.

사회적 소수자 사회에서 소외되거나 불평등한 대우를 받는 집단.

성적 지향 상대에게 느끼는 성적, 감정적 호감의 모양.

열린 마음 새로운 아이디어의 가능성을 받아들이거나 새로운 것을 시도하려는 의지.

우울 깊은 불행의 상태.

자기돌봄 자신의 정서적, 신체적 건강을 돌보기 위해 하는 행동.

자의식 다른 사람들 앞에서 불편함이나 당혹감을 느낌.

정체성 한 사람을 그 사람답게 만드는 자질의 집합.

지속성 힘들어도 포기하지 않는 것.

진정성 힘들 때에도 옳다고 믿는 일을 하는 것.

차별 정당한 이유 없이 특정 사람이나 집단을 다르게 대하는 것.

콘텐츠 온라인에서 제공되는 영상, 이미지, 글 등의 창작물.

파벌 함께 시간을 보내며 다른 사람들과 함께하는 것을 원하지 않거나 허용하지 않는 작은 집단의 사람들.

포용 대상을 있는 그대로 받아들이는 것.

호르몬 신체에서 만들어지는, 어떤 일이 일어나도록 유발하는 특별한 화학물질.

혐오 표현 사회적 소수자를 조롱하거나 편견을 부추기는 말.

활동가 자신이 매우 중요하게 생각하는 일에 변화를 이끌어 내기 위해 일하는 사람.

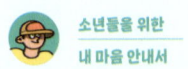

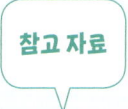

참고 자료

책과 저널

Elizabeth Sautter, Gabriel Sautter Savala. *Growth Mindset Journal for Boys: A Space to Embrace Challenges, Set Goals, and Dream Big*, Rockridge Press, 2021.

Maura Bradley. *Mindfulness for Kids in 10 Minutes a Day: Simple Exercises to Feel Calm, Focused, and Happy*, Rockridge Press, 2021.

Melissa Klinker. *Gratitude Journal for Kids in 5 Minutes a Day: Fun Prompts and Activities for Thanks and Positivity*, Rockridge Press, 2021.

Nathan Greene. *The Daily Feelings Journal for Kids: A Year of Prompts to Help Kids Recognize Emotions and Express Feelings*, Rockridge Press, 2022.

Nicole Duggan. *Adventure Boys!: Crafts and Activities for Curious, Creative, Courageous Boys*, Rockridge Press, 2021.

Scott Todnem. *Growing Up Great: The Ultimate Puberty Book for Boys*, Rockridge Press, 2019.

Vanessa Green Allen. *Me and My Feelings: A Kids' Guide to Understanding and Expressing Themselves*, Althea Press, 2019.

Robert Waldinger, *What makes a good life? Lessons from the longest study on happiness*, TED, 2015.
ted.com/talks/robert_waldinger_what_makes_a_good_life_lessons_from_the_longest_study_on_happiness

〈인기 동물 유튜브 413개 영상 분석해보니⋯83개 '동물학대'〉, 데일리벳, 2020. 8. 17.
dailyvet.co.kr/news/animalwelfare/135223

온라인 자료
Big Brothers Big Sisters of America: 어린이, 청소년 멘토링을 지원한다.
bbbs.org

Boys and Girls Clubs of America: 청소년들에게 자발적인 방과후 프로그램을 제공한다.
bgca.org

Boy Scouts of America: 청소년의 시민정신 함양을 위한 다양한 프로그램을 제공한다.
scouting.org

Your Life Your Voice: 도움이 필요한 어린이, 청소년에게 상담을 지원한다.
yourlifeyourvoice.org

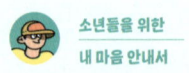

찾아보기

ㄱ

가정생활 74~76, 78~79
가족 관계 74~76, 78~79
가치 68, 123~126
감사 54~56
감정 8~13, 18~23, 57~61, 136
감정 표현하기 22
강점 127~128
개인적 경계 48, 69, 72~73, 78~79
경계 48, 69, 72~73, 78~79
경청하기 66~68
공감 66
관계 62
괴롭힘 49~50, 58~59, 69
근육 이완하기 24
끈기 42~43

ㄴ

남성성 72, 87~88
내면의 목소리 35~40
뇌 13~15, 32

ㄷ

대화하기 29
대화 소재 76
도파민 16
동기부여 129
동의 65, 72~73
또래 압력 65, 68~70

ㄹ

롤 모델 81~83

ㅁ

마음챙김 25, 47
만트라 25
멘토 80~81
멜라토닌 16
목표 129~131
멍키 마인드 46
무조건적인 수용 42
미디어 메시지 72
민감 12
믿을 수 있는 어른 30

ㅂ

보디랭귀지 28~29
분노 48~50, 58
불안 46~47
불안감 54
비전 보드 131
비통 53

ㅅ

사생활 75, 78~79
사이버 폭력 49, 58~59, 71
세로토닌 16 47
소셜 미디어 43, 70~73, 98~106
소외감 55, 69~70
수면 27

슬픔 51~53, 59
시상 15
시상하부 14
신체 이미지 43
심호흡 23~24

ㅇ

아드레날린 17
약점 127~128, 134
열린 마음 68
옥시토신 15~16
온라인 안전 수칙 71~72, 105~106
용기 29 72
우울 53
우정 62~68
운동 26

ㅈ

자기돌봄 27~28
자기대화 39~40
자기 자신을 알기 123~124, 134~135
자기조절 23~29, 31
자신감 41~43, 135
자의식 41~43, 135
정체성 13
좋아하는 것들 77
질투 54~55, 60

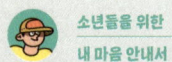

ㅊ

창피함 44~45, 60~61
책임 74~75
친절 66

ㅌ

'투쟁', '도피', '경직' 신호 14, 17
파벌 70
편도체 13
평온 46~47
평화 49

ㅎ

해마 15
활동가 71
호기심 66
호르몬 15~17

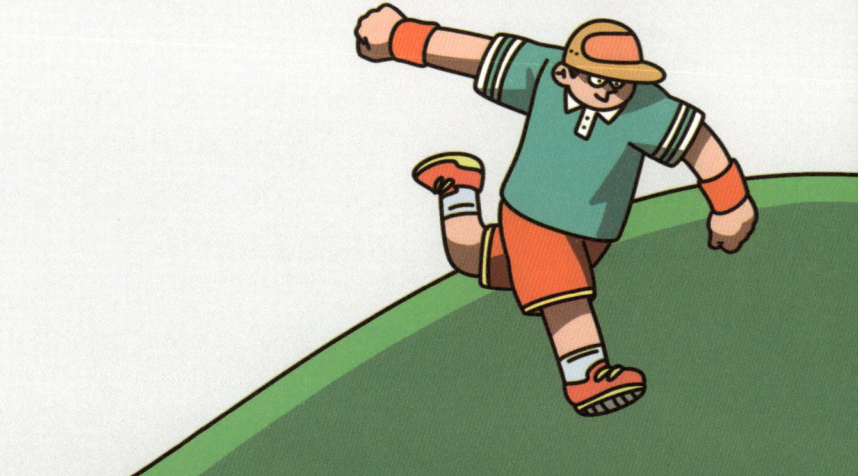

소년들을 위한 내 마음 안내서

1판 1쇄 발행일 2023년 3월 13일

지은이 켄 스탬퍼·초등젠더교육연구회 아웃박스
옮긴이 김정은

발행인 김학원
발행처 (주)휴머니스트출판그룹
출판등록 제313-2007-000007호(2007년 1월 5일)
주소 (03991) 서울시 마포구 동교로23길 76(연남동)
전화 02-335-4422 **팩스** 02-334-3427
저자·독자 서비스 humanist@humanistbooks.com
홈페이지 www.humanistbooks.com
유튜브 youtube.com/user/humanistma **포스트** post.naver.com/hmcv
페이스북 facebook.com/hmcv2001 **인스타그램** @humanist_insta

편집주간 황서현 **편집** 윤소빈 이영란 **디자인** 유주현 **일러스트** 정준영
조판 홍영사 **용지** 화인페이퍼 **인쇄** 삼조인쇄 **제본** 해피문화사

한국어판 ⓒ (주)휴머니스트출판그룹, 2023

ISBN 979-11-6080-969-5 73510

- 이 책은 저작권법에 따라 보호받는 저작물이므로 무단 전재와 무단 복제를 금합니다.
- 이 책의 전부 또는 일부를 이용하려면 반드시 저자와 (주)휴머니스트출판그룹의 동의를 받아야 합니다.